SingLiesel

MIX
Papier aus verantwortungsvollen Quellen
FSC® C014138
FSC www.fsc.org

Satz: Martin Janz, Freiburg i.Br.
Umschlag: SingLiesel GmbH, Karlsruhe
Druck: FINIDR, Czech Republic

ISBN 978-3-948106-78-2

info@singliesel.de, www.singliesel.de

Bildnachweise: shutterstock.com

Alle Übungen in diesem Buch sind aus der Praxis entstanden. Bitte vergessen Sie nicht, dass jeder Mensch seine spezielle Tagesform und seine einzigartige Biografie mitbringt, die Sie berücksichtigen müssen. Nicht jede Übung oder jedes Spiel passt für jeden. Die Autorin und der Verlag haften nicht für etwaige Personen- oder Sachschäden.

Natali Mallek

GEDÄCHTNISTRAINING FÜR SENIOREN

„Natur pur" Gehirnjogging für Naturliebhaber

SingLiesel

Inhalt

Der Wald und seine Tiere

VORWORT

Grundsätzliches zum Gedächtnistraining

Das Wort „Gedächtnistraining" ist irreführend. Es suggeriert, dass es dabei nur um das Training der Merkfähigkeit ginge. Ein umfassendes Gedächtnistraining bietet aber viel mehr. Es deckt das Training der unterschiedlichsten Gehirnleistungen ab und bezieht unterstützende Angebote wie Entspannung und Bewegung mit ein. Ein gelungenes Gedächtnistraining ermöglicht spielerisch Erfolgserlebnisse. Ohne Stress, Druck und Leistungszwang.

Faustregeln für ein gelungenes Gedächtnistraining

Jeder Mensch ist anders, und jeder Teilnehmer, jede Teilnehmerin ist unterschiedlich. Wie bei jeder Aktivierung ist es daher wichtig, die individuellen Bedürfnisse des Einzelnen im Blick zu haben. Es gibt aber dennoch einige Regeln, die vielen Menschen helfen, Spaß und Freude beim Gedächtnistraining zu erleben.

1. **Leichter Start und entspannendes Ende.** Für den ersten Schritt einer Bergbesteigung braucht man in der Regel noch keine Kletterhaken und kein Sauerstoffzelt. Bei einem Gedächtnistraining ist es ähnlich. Eine einfache Übung am Anfang des Gedächtnistrainings ermöglicht den Teilnehmenden den leichten Einstieg in das Thema. Ein Erfolgserlebnis erhöht die Motivation. Am Ende der Trainingseinheit sorgt ein angenehmer, entspannender Abschluss dafür, dass das Gedächtnistraining in positiver Erinnerung bleibt, und dies motiviert für weitere Trainingseinheiten.

2. **Abwechslungsreich.** Vielfältige Themen, neue Übungen und eine fantasievolle Gestaltung des Gedächtnistrainings wecken Neugier bei den Teilnehmenden. Als Übungsleitung ist man beim Gedächtnistraining immer auch ein bisschen für die Unterhaltung der Teilnehmenden zuständig. Positive Emotionen erleichtern das Lernen und Üben.

3. **Verschiedene Trainingsbereiche.** Die Übungen in diesem Buch orientieren sich grob an den zwölf Trainingsbereichen des Bundesverbands für Gedächtnistraining: Assoziatives Denken, Denkflexibilität, Fantasie und Kreativität, Formulierung, Konzentration, Urteilsfähigkeit, logisches Denken, Merkfähigkeit, Strukturieren, Wahrnehmung, Wortfindung, Zusammenhänge erkennen. Sie beziehen aber auch die besonderen Bedürfnisse von älteren Teilnehmenden und Menschen mit Demenz ein. Um die Konzentration zu erleichtern und der Ermüdung der Teilnehmenden vorzubeugen, ist es sinnvoll, in jede Trainingseinheit Übungen aus unterschiedlichen Bereichen zu integrieren.

4. **Verschiedene Arbeitsformen.** Übungen können allein, mit einer Partnerin, einem Partner oder in der Gruppe bearbeitet werden. Manche werden mündlich, andere schriftlich präsentiert. Die Arbeit in der Gruppe steht bei Menschen mit Demenz im Vordergrund. Bei Menschen mit Demenz ist es besonders wichtig, den Einzelnen nicht unter Leistungsdruck zu setzen. Die Arbeit im Plenum hilft, Leistungsdruck zu minimieren. Ein Beispiel: Wenn ein Einzelner etwas gefragt wird und die Antwort nicht weiß, so wird das von den meisten Menschen als beschämender empfunden, als wenn eine Gruppe etwas gefragt wird und sich ein Einzelner nicht dazu äußern kann.

5. **Verschiedene Hilfsmittel nutzen.** Gedächtnistraining darf anschaulich sein. Es lohnt sich, realistisches Anschauungsmaterial mitzubringen. Das Interesse kann leichter wachgehalten werden, wenn man unterschiedliche Moderationswerkzeuge wie Tafel und Flipchart nutzt. Wenn es möglich ist, individuelle Hilfestellung anzubieten, kann man oft auch bei Menschen mit beginnender Demenz noch gut Arbeitsblätter einsetzen.

6. **Verschiedene Schwierigkeitsgrade.** Seltsamerweise haben manche Menschen die Vorstellung, dass bei einem Gedächtnistraining jede Übung und Aufgabe schnell bewältigt werden muss. Das wäre für die Teilnehmenden aber keine Herausforderung. Man darf Antworten nicht wissen! Man darf an Übungen eine Zeitlang „knacken“! Wichtig ist nur, dass es auch Übungen gibt, die leichter fallen, das Selbstvertrauen stützen und durch Erfolgserlebnisse die Motivation aufrechterhalten und stärken.

7. **Wenig Über- und Unterforderung.** Selbstverständlich hätte ich bei dieser Faustregel auch das Wort „keine" anstelle von „wenig" benutzen können. Da ich allerdings davon ausgehe, dass viele das Buch nutzen, um es in Einrichtungen der Altenhilfe einzusetzen, halte ich das nicht für realistisch. Es gibt sehr wenige Einrichtungen, in denen es wirklich gelingt, Kleingruppen zu bilden, in denen die Teilnehmenden alle das gleiche Leistungsniveau haben. Gerade wenn sich Über- und Unterforderung nicht gänzlich vermeiden lassen, ist es wichtig, dass Sie als Übungsleitung den Einzelnen im Blick haben. Die Frustrationstoleranz der Menschen ist sehr unterschiedlich. Solange ein Mensch Freude am Gedächtnistraining hat, ist es das richtige Angebot. Wenn ein Mensch keine Freude am Gedächtnistraining hat, ist es das falsche Angebot.

8. **Bewegungs- und Entspannungselemente einbauen.** „Ganzheitlichkeit" ist im Moment ein in meinen Augen etwas überstrapazierter Begriff. Aber es gibt ihn natürlich auch beim Gedächtnistraining. Bewegung gehört zu einem gelungenen Gedächtnistraining immer dazu. Es ist auch wissenschaftlich bewiesen, dass Bewegung die Wirksamkeit eines Gedächtnistrainings unterstützt. Eine Geschichte, ein Gedicht, ein Witz, eine Fantasiereise oder das Hören/Singen eines Liedes können die Entspannung beim Gedächtnistraining unterstützen.

Das sollte man bei Menschen mit Demenz beachten

Menschen mit Demenz bilden eine besondere Zielgruppe innerhalb der Menschen, die an einem Gedächtnistraining teilnehmen. Natürlich kann auch ein Gedächtnistraining keine Wunder vollbringen. Trotzdem kämpfe ich, wenn es um das Gedächtnistraining mit Menschen mit Demenz geht, immer wieder gegen Aussagen wie: „Das bringt doch eh nichts mehr!" oder „Menschen mit Demenz können nichts mehr lernen!". Ich behaupte: Es bringt etwas! Und Menschen mit Demenz können noch lernen!

EIN KLEINES FALLBEISPIEL:

Herr Müller ist 78 Jahre und hat eine Alzheimer-Demenz, als er in die Pflegeeinrichtung Rosengarten zieht. Seine Tochter macht sich große Sorgen darüber, ob er sich an die Einrichtung gewöhnen wird. In der ersten Woche läuft er jeden Tag mit seinem gepackten Koffer über den Flur und erzählt den Vorbeikommenden, dass er auf das Taxi wartet, welches ihn nach Hause bringt. Zu den Mahlzeiten muss er begleitet werden, weil er die Wohnküche des Wohnbereichs nicht findet. In der zweiten Woche bekommt Herr Müller wieder Besuch von seiner Tochter und wirkt wie ein anderer Mensch. Als sie kommt, sagt er: „Komm, wir gehen auf mein Zimmer." Auch die Wohnküche findet er zu den Mahlzeiten problemlos. Herr Müller hat trotz Demenz gelernt, sich in der Einrichtung zurechtzufinden.

Selbst in sehr weit fortgeschrittenen Stadien der Demenz finden noch kleine Lernprozesse statt. Jeder, der mit Menschen mit Demenz arbeitet, kennt den Nutzen von Ritualen. Ein Beispiel für ein solches Ritual ist das Singen einer bestimmten Melodie zur Begrüßung eines bettlägerigen Menschen mit Demenz. Dieses Ritual prägt sich selbst in fortgeschrittenen Demenz-Stadien noch ein. Man könnte auch sagen: Der Mensch lernt das Ritual.

Das heißt natürlich nicht, dass Sie Menschen mit fortgeschrittener Demenz in ein klassisches Gedächtnistraining mit Übungen integrieren sollen. Gedächtnistraining macht so lange Sinn, wie die Teilnehmenden Erfolgserlebnisse und Spaß haben. Bei der Arbeit mit Menschen mit Demenz, auf die dies zutrifft, hat es sich bewährt, folgende Punkte zu berücksichtigen.

- **Alltagsnah.** Themen und Übungen für Menschen mit Demenz orientieren sich am echten Leben und sind nicht abstrakt.

- **Thematisch.** Eine thematische Orientierung ist förderlich für die Konzentration und weckt, bei der richtigen Themenauswahl, das Interesse der Teilnehmenden.

- **Rituale.** Zu Beginn und zum Ende immer das gleiche Lied zu singen, eine Klangschale anzustimmen oder Ähnliches, erleichtert Menschen mit Demenz die Wiedererkennung des Angebots.

- **Reale Dinge einbauen.** Durch den Einsatz realer Dinge lassen sich am besten mehrere Sinne einbeziehen. Es ist besser, einen Apfel mitzubringen, als ein Bild von einem Apfel zu zeigen. Es ist besser, ein Bild von einem Apfel zu zeigen, als nur von einem Apfel zu sprechen.

- **Musik.** Der Einsatz von Musik gilt als „Königsweg“ in der Betreuung von Menschen mit Demenz. Im Gedächtnistraining gibt es viele Möglichkeiten, diesen Königsweg einzubauen.

- **Erfolgserlebnisse.** Es wurde bereits erwähnt, aber es ist so wichtig, dass eine Wiederholung an dieser Stelle erlaubt sein soll: Ein Gedächtnistraining ist so lange sinnvoll, wie der Teilnehmende Spaß und Erfolgserlebnisse hat. Wenn ein Teilnehmender keine Erfolgserlebnisse mehr hat, ist Gedächtnistraining das falsche Angebot.

Wie die Übungen aufgebaut sind

Die vorgestellten Übungen wurden jeweils zu einem Thema zusammengestellt. Die meisten Übungen können sowohl in Einzelarbeit als auch in der Kleingruppe durchgeführt werden. Sie lassen sich einzeln nutzen oder zu einer Übungsstunde kombinieren. Durch die Auswahl der passenden Bausteine können Sie die Besonderheiten und Vorlieben der Teilnehmenden berücksichtigen. Manchen Übungen sind um Varianten ergänzt, so dass sie leichter oder auch schwieriger werden.
Beachten Sie bitte, dass Pauschalaussagen zum Schwierigkeitsgrad einer Übung nicht zwangsläufig auch zu Ihren Teilnehmenden passen müssen. Wägen Sie immer selbst ab, welcher Schwierigkeitsgrad für Ihre Teilnehmenden bei welcher Übung angemessen ist. Wenn einzelne Übungen auch in der leichten Version zu schwierig erscheinen, dann verzichten Sie auf die Durchführung.

Sie kennen Ihre Teilnehmenden am besten!

Die Übungen zu einem Thema decken bestimmte Trainingsbereiche ab. Natürlich ist die Aufteilung in Trainingsbereiche theoretischer Natur. Es gibt keine Übung, die nur einen einzigen Trainingsbereich abdeckt.

Mit allen Sinnen: Die vorgestellten Übungseinheiten beginnen jeweils mit Vorschlägen für die Einbeziehung realer Gegenstände. Beim Anschauen und Betasten der Gegenstände werden Erinnerungen geweckt. Bei manchen Themen finden Sie weitere Vorschläge, um die Sinne im Verlauf des Gedächtnistrainings mit den realen Gegenständen zu aktivieren.

Assoziieren: Unser Gehirn ist den ganzen Tag damit beschäftigt, Informationen miteinander zu verknüpfen. Bei den Assoziationsübungen geht es darum, dieses Verknüpfen gezielt hervorzurufen.

Mit Fantasie: Übungen zu Fantasie und Kreativität fallen manchen Seniorinnen und Senioren schwer. Umso wichtiger ist es, diese Übungen in das Gedächtnistraining zu integrieren.

Musik: Musik verleiht dem Gedächtnistraining Leichtigkeit und weckt Emotionen. Für die Arbeit mit Menschen mit Demenz gilt die Musik als Königsweg, da sie fest mit Emotionen und Erinnerungen verknüpft ist.

In Worte fassen: Bei vielen Gedächtnistrainingübungen muss formuliert werden. Bei den Übungen mit dem Trainingsbereich „In Worte fassen“ wird diese Fähigkeit auch ganz gezielt trainiert.

Konzentrieren: Konzentration ist die Fähigkeit, die Aufmerksamkeit zu fokussieren.

Urteilen: Beim Urteilen geht es nicht darum, etwas zu wissen, sondern es geht darum, Wahrscheinlichkeiten abzuwägen.

Merken: Der Trainingsbereich, den die meisten zuerst mit Gedächtnistraining verbinden, ist ebenfalls Teil der vorgestellten Übungen.

Bewegung: Denken Sie immer daran, dass Bewegung das Gedächtnistraining erfolgreicher macht.

Struktur und Zusammenhang: Dinge einordnen, strukturieren und zuordnen zu können, ist eine wichtige Alltagsfertigkeit.

Worte finden: Leichte Wortfindungsstörungen können mit Wortfindungsübungen bekämpft werden.

Wissen: Im Leben gelerntes Wissen ist in unserem Langzeitgedächtnis verankert. Wissen, das abgerufen wird, bleibt einem länger erhalten.

Entspannung: Entspannende Elemente während des Gedächtnistrainings und ein entspannender Ausklang sind wichtig für ein gelungenes Gedächtnistraining.

BLUMENWIESE

Die Blumenvielfalt der Natur ist schier unerschöpflich. Wir pflanzen Blumen, wir pflücken Blumen, wir schmücken mit Blumen, wir verschenken Blumen. Blumen sind eine farbenfrohe, duftende Bereicherung der Natur und damit auch unseres Alltags.

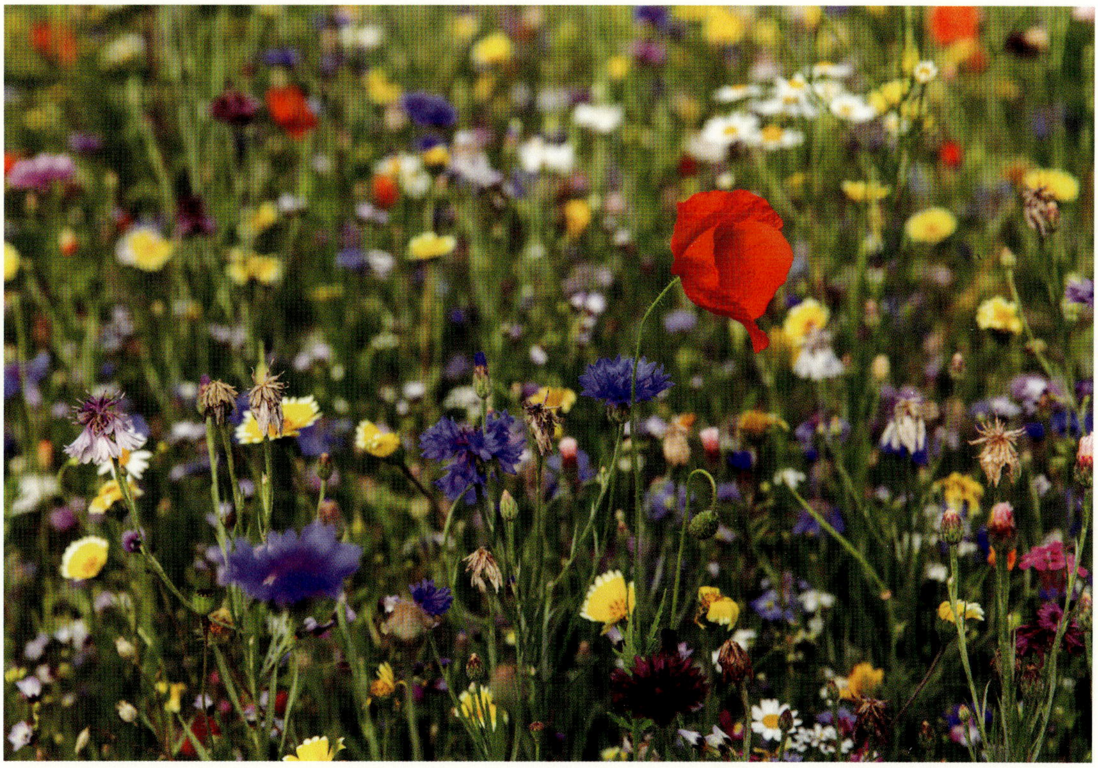

Blumen und biografische Anknüpfungspunkte

TRAININGSBEREICHE	*Mit allen Sinnen* *Assoziieren* *In Worte fassen* *Worte finden*
MATERIAL	*verschiedene Blumen*
ZEIT	*ca. 15 bis 20 Minuten*
VORBEREITUNG	*Platzieren Sie die Blumen so, dass alle Teilnehmenden sie gut sehen können.*

Durchführung

Verschiedene Blumen werden in die Mitte des Tischs gelegt oder in eine Vase gestellt. Regen Sie entstehende Gespräche durch gezielte Fragestellungen oder das Vorlesen der Anekdote (s.u.) weiter an.

Vor der Verwendung von Blumen sollte im Vorfeld geklärt werden, ob Teilnehmende an Allergien leiden.

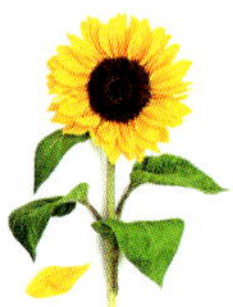

Beispiele für Fragen

- Haben Sie eine Lieblingsblume?
- Verschenken Sie gerne Blumen?
- Bekommen Sie gerne Blumen geschenkt?
- Mögen Sie den Duft einer bestimmten Blume besonders?
  Wenn ja:
  → Welcher?
- Haben/hatten Sie selbst Blumen in Ihrem Garten bzw. auf Ihrem Balkon?
  Wenn ja:
  → Welche?
  → Mochten Sie bestimmte Blumen am liebsten?
- Hatten Sie schon einmal Probleme mit Läusen oder Schnecken an Blumen?
  Wenn ja:
  → Was haben Sie dagegen unternommen?

Anekdote

Sie können diese Anekdote vorlesen, um bei den Teilnehmenden Erinnerungen zu wecken.

Um ihr eine Freude zu machen, habe ich meiner Großtante früher immer einen Strauß Blumen mitgebracht. Meistens habe ich die Blumen in unserem Garten gepflückt. Meine Großtante hat immer so getan, als ob sie sich freuen würde. Viel später habe ich erfahren, dass sie es eigentlich nicht sehr mochte, wenn man Blumen abpflückte. Sie wollte viel lieber, dass die Blumen weiter wachsen und gedeihen konnten.

Variante ohne Material

Durchführung

Die Teilnehmenden betrachten eines der folgenden Bilder anstelle des Materials.

- Fragen Sie, was die Teilnehmenden auf dem Bild sehen. Fragen Sie auch nach Einzelheiten und ob das Bild etwas Bekanntes darstellt.
- Wenn die Teilnehmenden das Bild nicht sehen können ODER wenig bis gar nicht sprechen, dann beschreiben Sie das Bild aus Ihrer Perspektive so genau wie möglich.

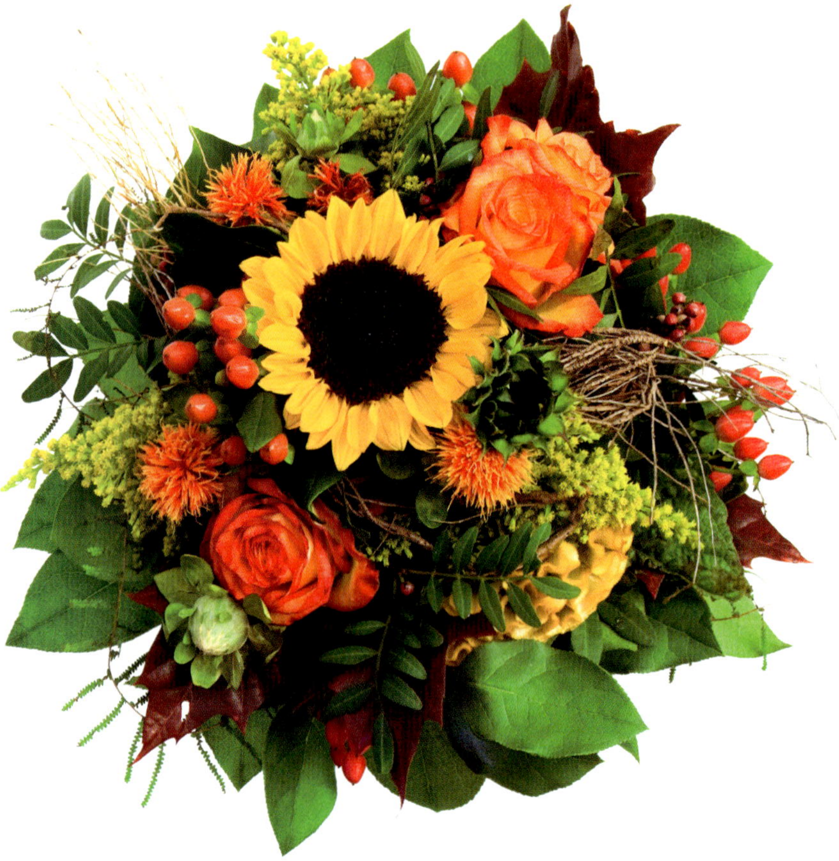

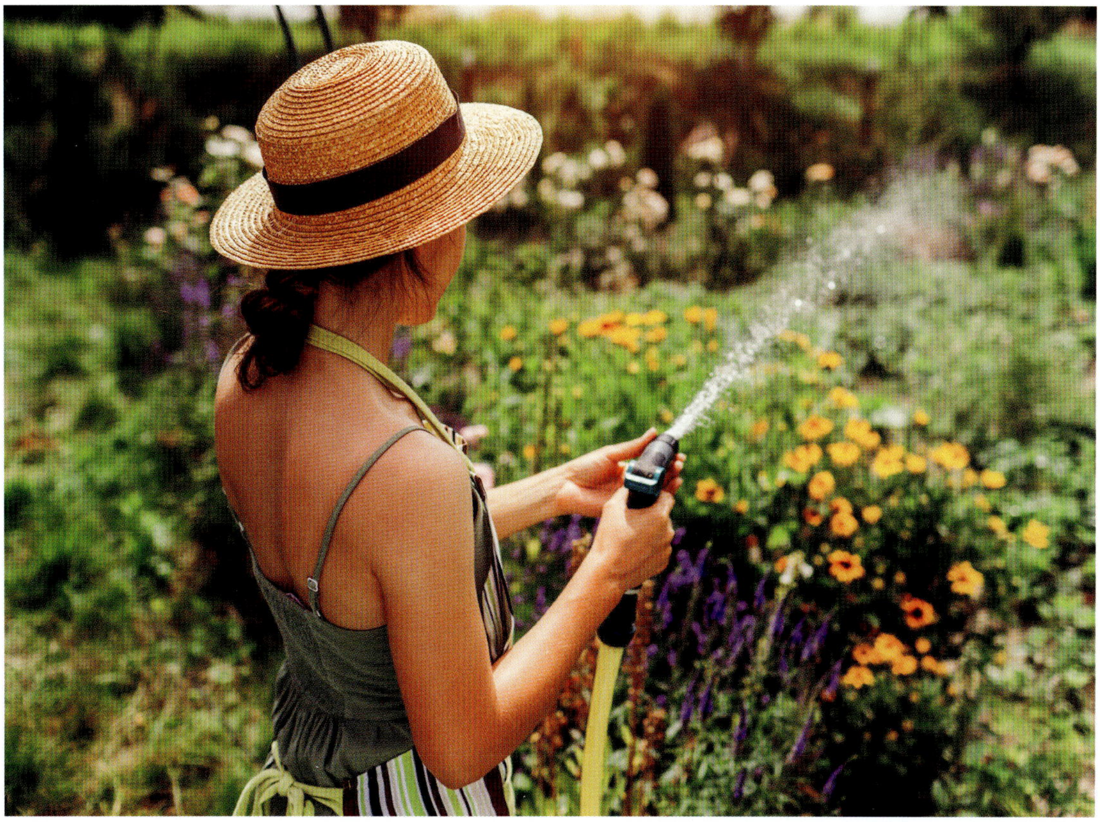

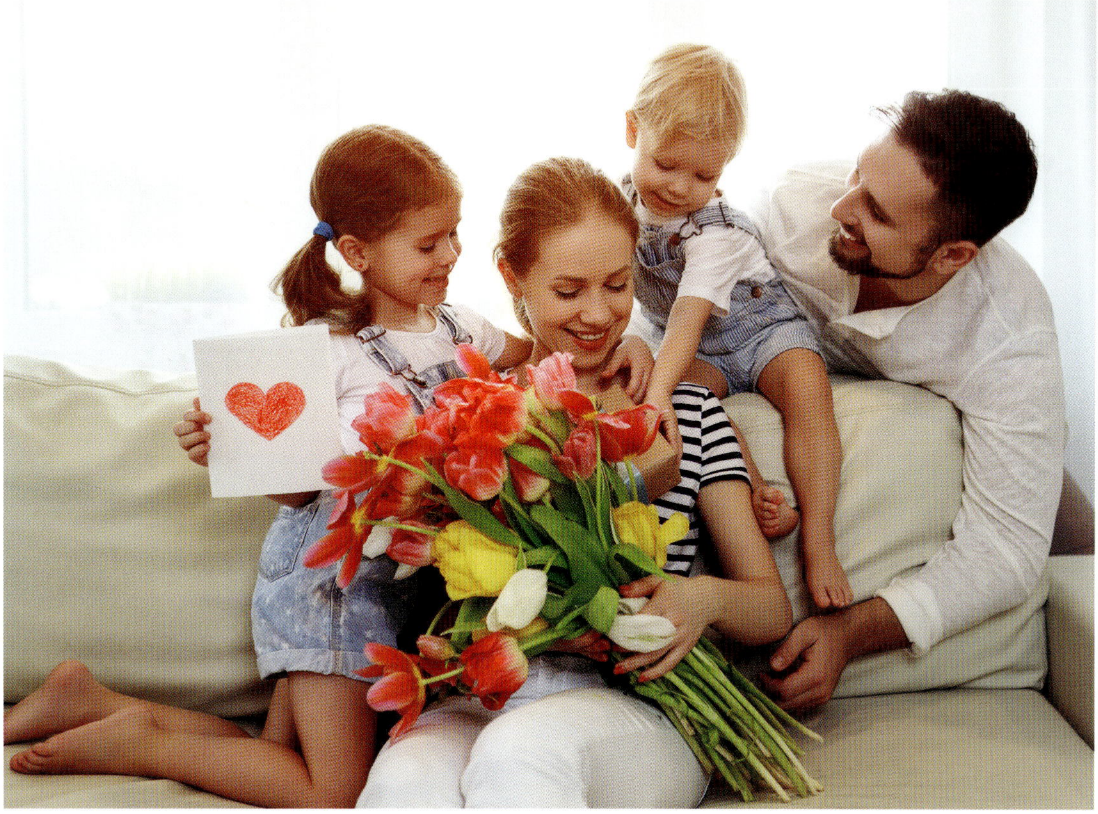

Blumen brauchen Wasser

TRAININGSBEREICHE	*Mit Fantasie* *Worte finden* *Assoziieren*
MATERIAL	*Flipchart, Tafel oder Zettel*
ZEIT	*ca. 5 Minuten*
VORBEREITUNG	*keine*

Durchführung

Stellen Sie den Teilnehmenden folgende Aufgabe:

→ Sie haben einen Strauß Blumen geschenkt bekommen. Leider haben Sie keine Vase im Haus. Nennen Sie möglichst viele Gegenstände, die Sie als Ersatz für eine Vase benutzen können. Seien Sie dabei kreativ.

Notieren Sie die Vorschläge auf Flipchart, Tafel oder Zettel.

Lösungsbeispiele

Trinkglas, Tasse, kleiner Topf, Kaffeekanne, Gießkanne, Flasche, Blumentopf, kleiner Eimer, Tupperdose, Teedose, leere Verpackungen (Weichspülerflasche, Joghurtglas)

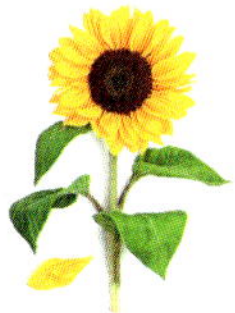

Eigenschaften: Blumen

TRAININGSBEREICHE	*Assoziieren* *Worte finden* *Wissen*
MATERIAL	*keins*
ZEIT	*ca. 5 Minuten*
VORBEREITUNG	*keine*

Durchführung

Bitten Sie die Teilnehmenden, jeweils eine Blume zu nennen, die die folgenden Eigenschaften haben kann:

- weiß
- rot
- gelb
- blau
- kleine Blüte
- große Blüte
- blüht im Frühling
- blüht im Sommer
- blüht im Herbst

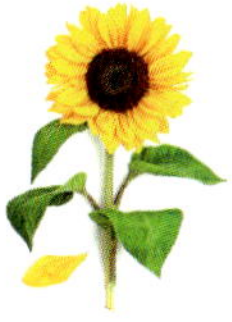

Lösungsbeispiele

- weiß → **Gänseblümchen**
- rot → **Tulpen**
- gelb → **Butterblume**
- blau → **Männertreu**
- kleine Blüte → **Schleierkraut**
- große Blüte → **Pfingstrose**
- blüht im Frühling → **Krokus**
- blüht im Sommer → **Rose**
- blüht im Herbst → **Aster**

Vielleicht fallen den Teilnehmenden noch andere Eigenschaften von Blumen ein?

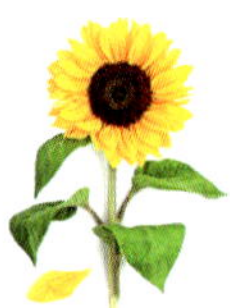

Gemeinsames Singen: „Heideröslein“

TRAININGSBEREICHE	*Musik* *Entspannung*
MATERIAL	*auf Wunsch Liedzettel*
ZEIT	*ca. 5 Minuten*
VORBEREITUNG	*ggf. Liedtext für alle Teilnehmenden kopieren*

Durchführung

Gemeinsames Singen des Volksliedes „Heideröslein“. Im Anschluss können Erinnerungen daran ausgetauscht werden.

Schwere Variante

Durchführung

Bitten Sie die Teilnehmenden, während des Singens darauf zu achten, wie oft das Wort „Röslein“ insgesamt gesungen wird.

(Lösung: 18-mal)

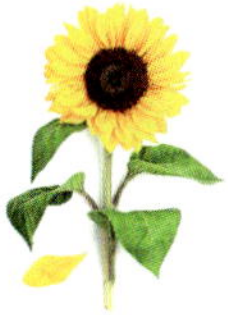

Heideröslein

Sah ein Knab ein Röslein stehn,
Röslein auf der Heiden,
war so jung und morgenschön,
lief er schnell, es nah zu sehn,
sah's mit vielen Freuden.
Röslein, Röslein, Röslein rot,
Röslein auf der Heiden.

Knabe sprach: „Ich breche dich,
Röslein auf der Heiden."
Röslein sprach: „Ich steche dich,
dass du ewig denkst an mich,
und ich will's nicht leiden."
Röslein, Röslein, Röslein rot,
Röslein auf der Heiden.

Und der wilde Knabe brach
's Röslein auf der Heiden;
Röslein wehrte sich und stach,
half ihm doch kein Weh und Ach,
musst es eben leiden.
Röslein, Röslein, Röslein rot,
Röslein auf der Heiden.

(Text: Johann Wolfgang von Goethe, Melodie: Franz Schubert)

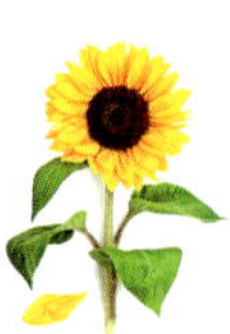

Redewendungen zuordnen

TRAININGSBEREICHE	*In Worte fassen* *Worte finden* *Mit Fantasie*
MATERIAL	*keins*
ZEIT	*ca. 10 Minuten*
VORBEREITUNG	*keine*

Durchführung

In den folgenden Redewendungen kommen Blumen und Blüten vor. Stellen Sie den Teilnehmenden die Aufgabe, Situationen zu erfinden, zu denen diese Redewendungen passen.

- eine blühende Fantasie haben
- üppige Blüten treiben
- etwas durch die Blume sagen
- damit ist kein Blumentopf zu gewinnen
- etwas über den grünen Klee loben

Lösungsbeispiele

Eine blühende Fantasie haben:
Nach dem Kindergarten erzählt Eva ihrer Mutter, sie habe dort Elfen und Zwerge kennengelernt. Auf dem Spielplatz habe sie ein Einhorn getroffen.

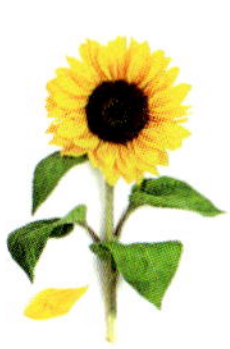

Üppige Blüten treiben:
Die Idee, im Wald Müll sammeln zu gehen, kam Helmuth und seinem Freund Michael eines Abends bei einem kühlen Bierchen. Dass daraus einmal eine ganze Bewegung werden würde, hätten sie nicht gedacht. 46 Menschen hatten sich diesen Samstag versammelt, um den Wald vom Müll zu befreien.

Etwas durch die Blume sagen:
Kurz vor Weihnachten sagt Elfriede zu ihrem Mann: „Frauen, die von ihren Männern Schmuck und keine Haushaltsgeräte zu Weihnachten bekommen, können sich wirklich glücklich schätzen."

Damit ist kein Blumentopf zu gewinnen:
Ernst hatte vor zwei Jahren die Geschäftsidee, deutsches Brot in England zu verkaufen. Leider konnte er die Engländer nicht auf den Geschmack bringen. Das Brot ist ihnen zu hart und zu dunkel. Ernst verdient zu wenig mit seinen Backwaren, um davon leben zu können.

Etwas über den grünen Klee loben:
Als Jens das neue Haus von Fridolin besichtigt, kommt er aus den Lobeshymnen gar nicht mehr heraus: „So ein schönes Haus habe ich noch nie gesehen. Ihr habt euch eine perfekte Aufteilung ausgedacht. Es ist alles von exquisiter Qualität!"

Leichte Variante

MATERIAL	*Flipchart, Tafel oder Zettel*

Durchführung

Schreiben Sie die Redewendungen sichtbar auf und lesen Sie die Geschichten einzeln vor. Bitten Sie die Teilnehmenden zu entscheiden, welche Redewendung zu welcher Geschichte passen könnte.

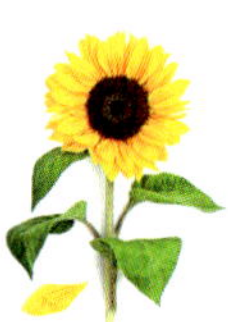

Tippfehler finden

TRAININGSBEREICH	*Konzentrieren*
MATERIAL	*Kopien des Arbeitsblatts, Stifte*
ZEIT	*ca. 8 Minuten*
VORBEREITUNG	*Arbeitsblatt in ausreichender Anzahl kopieren*

Durchführung

Verteilen Sie die Arbeitsblätter und die Stifte. Die Teilnehmenden bearbeiten ihr Arbeitsblatt einzeln oder in Partnerarbeit. Anschließend werden die Lösungen gemeinsam besprochen.

Lösung

1. Zeile → **Hosen statt Rosen**
2. Zeile → **Welken statt Nelken**
3. Zeile → **Friese statt Fresie**
4. Zeile → **See statt Klee**
5. Zeile → **Rapunzel statt Ranunkel**
6. Zeile → **Promille statt Kamille**
7. Zeile → **Lieder statt Flieder**

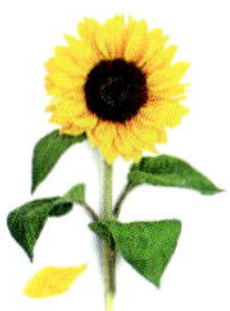

Schwere Variante

Durchführung

Die Teilnehmenden bekommen keine eigenen Arbeitsblätter. Lesen Sie die Begriffe aus der ersten Spalte des Blatts vor. Anschließend lesen Sie die Begriffe aus der zweiten Spalte Zeile für Zeile vor. Nach jeder Zeile fragen Sie die Teilnehmenden, welcher Fehler sich eingeschlichen hat. Die Teilnehmenden versuchen, den Fehler zu benennen.

Vielleicht fallen den Teilnehmenden noch andere „Tippfehler" ein, wie „Rasen" und „Vasen" oder „Baum" und „Raum". Fragen Sie gerne nach. Oder geben Sie ein Wort vor und die Teilnehmenden finden dazu den „Gegenspieler".

Vergleichen Sie die linke und die rechte Spalte. In jeder Zeile hat sich ein Tippfehler eingeschlichen. Finden Sie den Fehler?

Rosen, Gerbera, Iris	Hosen, Gerbera, Iris
Nelken, Tulpen, Lilien	Welken, Tulpen, Lilien
Sonnenblume, Fresie, Vergissmeinnicht	Sonnenblume, Friese, Vergissmeinnicht
Gänseblümchen, Klee, Orchidee	Gänseblümchen, See, Orchidee

Butterblume, Veilchen, Ranunkel	Butterblume, Veilchen, Rapunzel
Männertreu, Calla, Kamille	Männertreu, Calla, Promille
Löwenzahn, Margerite, Flieder	Löwenzahn, Margerite, Lieder
Tulpe, Mohn, Gerbera	Tulpe, Sohn, Gerbera
Veilchen, Lilie, Malve	Weilchen, Lilie, Malve

Blumen zeichnen

TRAININGSBEREICHE	*Merken* *Konzentrieren*
MATERIAL	*Arbeitsblatts, Stifte*
ZEIT	*ca. 8 Minuten*
VORBEREITUNG	*Arbeitsblatt in ausreichender Anzahl kopieren und in der Mitte falten*

Durchführung

Verteilen Sie die gefalteten Arbeitsblätter. Die abgebildeten Blumen zeigen nach oben. Bitten Sie die Teilnehmenden, sich die Position der Blumen in dem Gitter genau einzuprägen.
Nach einer Minute drehen die Teilnehmenden das geknickte Arbeitsblatt um und versuchen, die Blumen aus der Erinnerung möglichst ähnlich in das leere Gitter einzuzeichnen.

Leichte und mittelschwere Variante

Durchführung

Falten Sie die Arbeitsblätter nicht, und die Teilnehmenden versuchen, die Umrisse der Blumen direkt in das zweite Gitterraster zu übertragen.

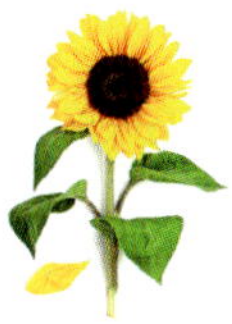

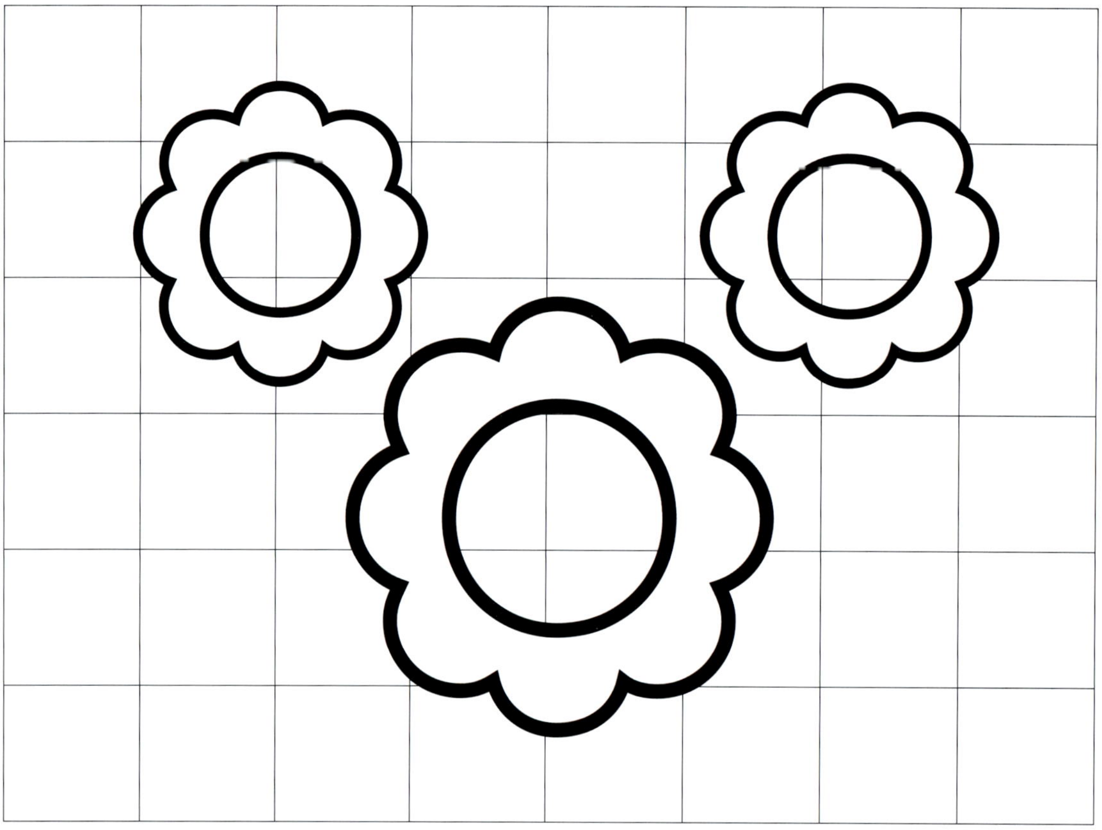

Bewegungslieder zum Frühling

TRAININGSBEREICHE	*Bewegung* *Musik* *Konzentrieren*
MATERIAL	*CD mit dem Lied „Tulpen aus Amsterdam" von Heintje und CD-Player (auch über Internet abspielbar), rote und gelbe Servietten, für die leichte Variante: braune, blaue und rote Servietten*
ZEIT	*ca. 4 Minuten*
VORBEREITUNG	*CD-Player mit CD oder Laptop bereitstellen.*

Durchführung

Den Schlager „Tulpen aus Amsterdam" gemeinsam hören.
Jeder Teilnehmende erhält eine rote und eine gelbe Serviette. Wenn das Wort „rote" in dem Lied vorkommt, wird die rote Serviette hochgehalten, und wenn das Wort „gelbe" in dem Lied vorkommt, wird die gelbe Serviette hochgehalten. Es darf geschunkelt werden.

Variante ohne CD

Lesen Sie das bekannte Volkslied „Nun will der Lenz uns grüßen" vor. Es werden braune, blaue und rote Servietten ausgeteilt und dementsprechend hochgehalten.

Nun will der Lenz uns grüßen

Nun will der Lenz uns grüßen,
von Mittag weht es lau.
Aus allen Wiesen sprießen
die Blumen rot und blau.
Draus wob die braune Heide
sich ein Gewand gar fein
und lädt im Festtagskleide
zum Maientanze ein.

Lieder zuordnen

TRAININGSBEREICHE *Struktur und Zusammenhang*
Wissen
Konzentrieren

MATERIAL *Wortkarten*

ZEIT *ca. 10 Minuten*

VORBEREITUNG *Die Karten mit den Liedtiteln und den Namen der Sängerinnen und Sänger werden einmal kopiert und ausgeschnitten. Idealerweise kann man die Karten auch noch laminieren – so lassen sie sich mehrfach verwenden.*

Durchführung

Mischen Sie die Karten und verteilen Sie sie offen auf dem Tisch. Die Teilnehmenden ordnen die Liedtitel den entsprechenden Namen der Sängerinnen und Sänger zu.

Passen Sie die Anzahl der Karten an die Ressourcen Ihrer Teilnehmenden an.

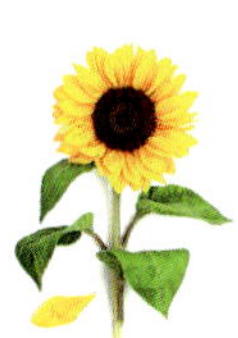

Mein kleiner grüner Kaktus	Comedian Harmonists
Sag mir, wo die Blumen sind	Marlene Dietrich
Weiße Rosen aus Athen	Nana Mouskouri
Für mich soll's rote Rosen regnen	Hildegard Knef
Auf dem Mond, da blühen keine Rosen	Vicky Leandros
Es müssen keine Rosen sein	Katja Ebstein
Du darfst mir nie mehr rote Rosen schenken	Zarah Leander
Rote Rosen, rote Lippen, roter Wein	René Carol

Tulpen aus Amsterdam	Mieke Telkamp
Blumen der Nacht	Nino de Angelo
Vielen Dank für die Blumen	Udo Jürgens
Lotosblume	Die Flippers
Blau blüht der Enzian	Heino
Ich hab' für Dich 'nen Blumentopf bestellt	Comedian Harmonists
Ein Bett im Kornfeld	Jürgen Drews
Mein Freund, der Baum	Alexandra

Reimwörter

TRAININGSBEREICHE	*Worte finden* *Konzentrieren*
MATERIAL	*Flipchart, Tafel oder Zettel*
ZEIT	*ca. 3 Minuten*
VORBEREITUNG	*Schreiben Sie die untenstehende Wortliste auf Flipchart, Tafel oder Zettel.*

Durchführung

Die Teilnehmenden finden gemeinsam heraus, welche Buchstaben bei jedem Wort aus der Liste ausgetauscht oder ergänzt werden müssen, damit ein neues Wort entsteht. Dieses Wort soll zum Thema „Blumenwiese“ passen.

Lösung

Dose	→ Rose
Elke	→ Nelke
Teilchen	→ Veilchen
Lieder	→ Flieder
Hohn	→ Mohn
Lili	→ Lilie
Lokus	→ Krokus
Laster	→ Aster

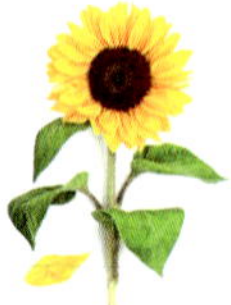

Leichte Variante

MATERIAL *Karteikarten*

Durchführung

Schreiben Sie sowohl die Wörter aus der Liste als auch die Lösungswörter auf Karteikarten (ein Wort pro Karte). Die Karten werden gemischt und offen auf dem Tisch verteilt. Die Teilnehmenden suchen die Karten, die zusammengehören, und ordnen sie einander zu.

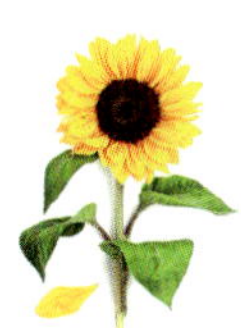

Um die Ecke gedacht: Blumennamen

TRAININGSBEREICHE	*Wissen* *Urteilen* *Konzentrieren*
MATERIAL	*keins*
ZEIT	*ca. 8 Minuten*
VORBEREITUNG	*keine*

Durchführung

Lesen Sie nacheinander die folgenden Umschreibungen vor. Gesucht wird jeweils ein Pflanzenname, der sich aus zwei Begriffen zusammensetzt. Die Teilnehmenden raten, welcher Pflanzenname gemeint sein könnte.

1. geflügelte Tiere, die auch als „Wachhund-Ersatz" dienen können & eine kleine Blume
2. männliches Haushuhn & Gegensatz zu „Hand"
3. große afrikanische Raubkatze & Mund bei Tieren (Koseform)
4. Meister Petz & Porree
5. Wolllieferant & ein Bündel aus Getreidehalmen

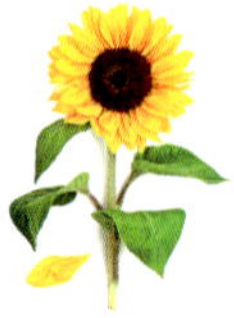

Lösung

1. Gänseblümchen
2. Hahnenfuß
3. Löwenmäulchen
4. Bärlauch
5. Schafgarbe

Leichte Variante

MATERIAL *Flipchart, Tafel oder Zettel*

Durchführung

Schreiben Sie die Lösungen in durcheinandergewürfelter Reihenfolge auf Flipchart, Tafel oder Zettel. Lesen Sie die Umschreibungen vor, und die Teilnehmenden raten, welche der aufgeschriebenen Lösungsmöglichkeiten infrage kommt.

Gibt es diese Blume?

TRAININGSBEREICHE	*Urteilen* *Wissen* *Konzentrieren*
MATERIAL	*keins*
ZEIT	*ca. 4 Minuten*
VORBEREITUNG	*keine*

Durchführung

Nennen Sie in durcheinandergewürfelter Reihenfolge die Namen der aufgeführten Blumen. Dazu fragen Sie: „Gibt es diese Blume oder nicht?" Die Teilnehmenden heben die Hand, wenn sie denken, dass es die genannte Blume gibt. Lösen Sie nach jeder Blume auf.

Blumen, die es gibt

- Löwenmäulchen
- Pantoffelblume
- Frauenschuh
- Goldrute
- Stiefmütterchen
- Fleißiges Lieschen
- Männertreu
- Hahnenfuß

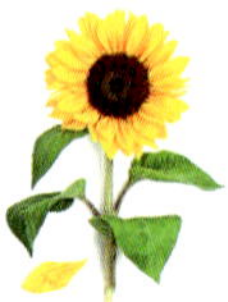

Blumen, die es nicht gibt

- Professorenblume
- Tigerzahn
- Nachtbirne
- Storchenbein
- Schlossblume
- Fingerschuh
- Männermantel
- Geisterblume
- Maulwurfsblume

Vielleicht fallen den Teilnehmenden weitere Blumen ein, die lustige Namen tragen oder tragen könnten.

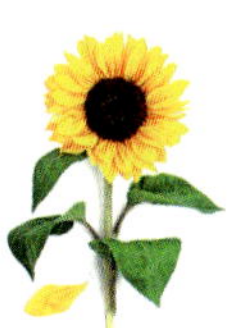

Mandala malen

TRAININGSBEREICHE	*Entspannung* *Mit Fantasie*
MATERIAL	*Kopien des Mandalas, Buntstifte*
ZEIT	*ca. 15 Minuten*
VORBEREITUNG	*Mandala in ausreichender Anzahl kopieren*

Durchführung

Teilen Sie das Mandala aus und legen Sie die Buntstifte in die Tischmitte. Die Teilnehmenden malen das Mandala mit den Buntstiften aus.

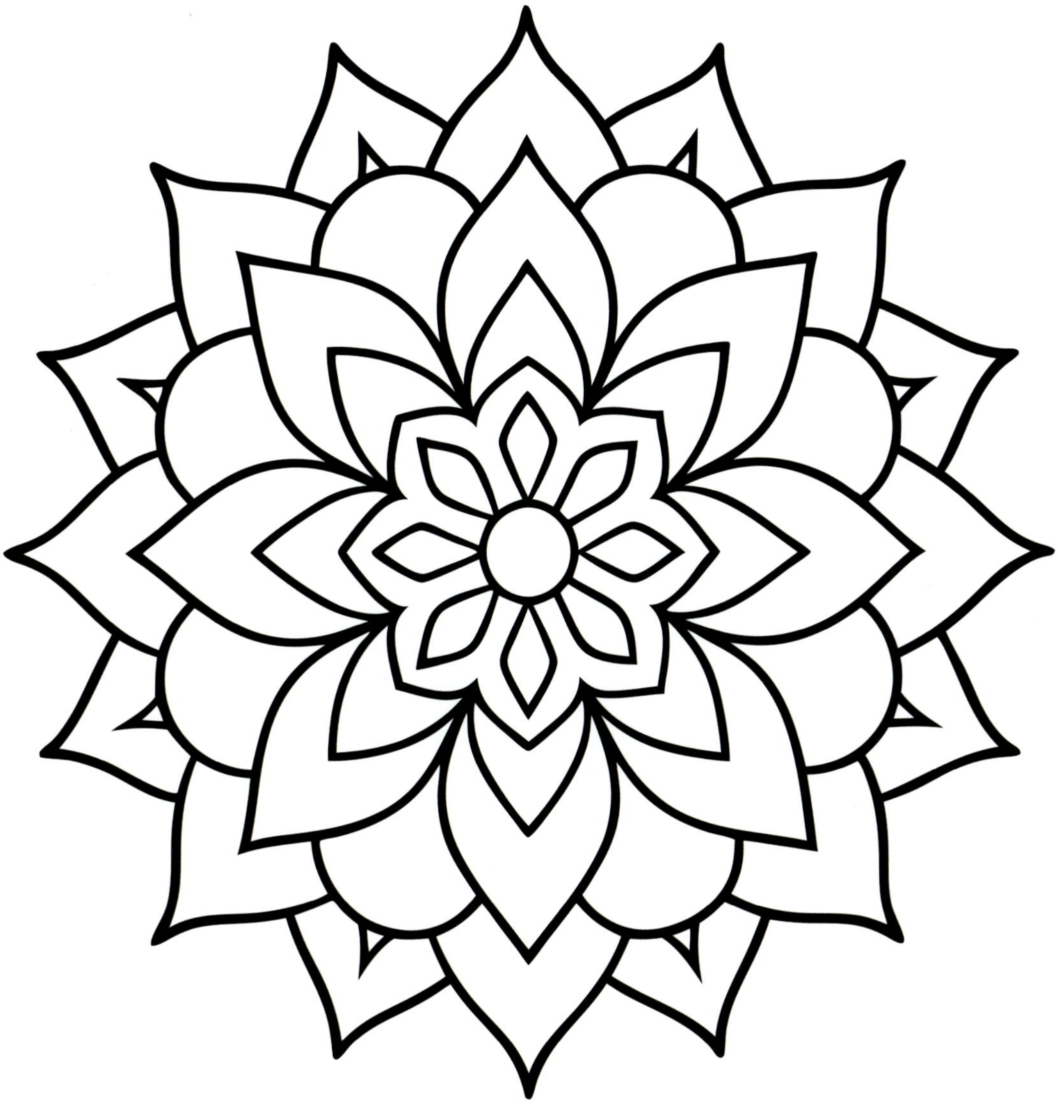

WETTER

Wenn der Wind durch die Bäume zischt und der Himmel sich in einem dunklen Grau zeigt, dann ist ein Sturm in greifbarer Nähe. Der Donner und das Pfeifen des Windes sorgen für die musikalische Untermalung des Naturspektakels. Der Blitz bringt die Lichteffekte.

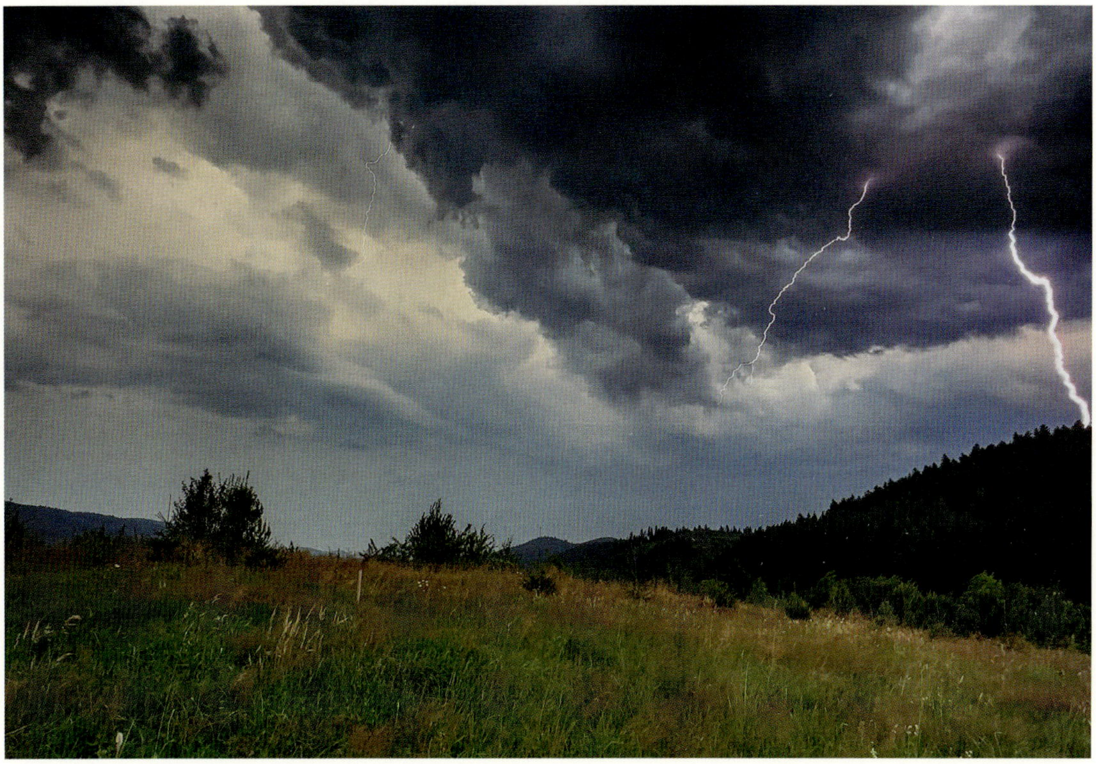

Sturm, Regen und biografische Anknüpfungspunkte

TRAININGSBEREICHE	*Mit allen Sinnen* *Assoziieren* *In Worte fassen* *Worte finden*
MATERIAL	*Materialien rund um Sturm und Regenwetter, z.B.: Regenschirm, Regenjacke, Regenhaube, Bild einer Windhose, Bild eines Blitzableiters*
ZEIT	*ca. 15 bis 20 Minuten*
VORBEREITUNG	*Platzieren Sie das Material so, dass alle Teilnehmenden es gut sehen können.*

Durchführung

Die Materialien rund um Sturm und Regenwetter werden in die Mitte des Tischs gelegt. Aufkommende Gespräche werden durch gezielte Fragestellungen oder das Vorlesen der Anekdote (s.u.) weiter angeregt.

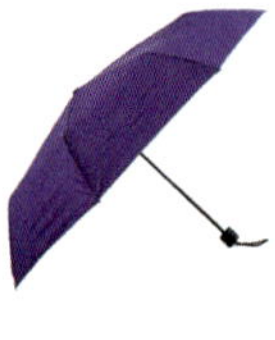

Beispiele für Fragen

- Erinnern Sie sich daran, wann Sie das letzte Mal richtig durchnässt waren?
  Wenn ja:
  → Wie haben Sie sich danach aufgewärmt?
- Haben Sie Angst vor Gewitter?
- Haben Sie schon einmal erlebt, dass der Blitz eingeschlagen hat?
- Wie sieht Ihr Regenschirm aus?
- Welche Kleidung haben Sie als Kind bei Regen getragen?
- Sind Sie als Kind gerne durch Pfützen gestapft?
- Erinnern Sie sich, ob Sie einmal bei einem Sturm draußen sein mussten?
  Wenn ja:
  → Warum?
  → Wann war das?

Anekdote

Diese Anekdote kann vorgelesen werden, um bei den Teilnehmenden Erinnerungen zu wecken.

Meine Geschwister und ich haben meine Tante immer mit dem Fahrrad besucht. Es dauerte ungefähr eine halbe Stunde, bis wir da waren. Einmal sah der Himmel schon sehr düster aus, als wir uns auf den Heimweg machten. Aber wir dachten, wir würden es noch bis nach Hause schaffen, bevor es anfangen würde zu regnen. Wir schafften es nicht. Auf halben Weg brach ein fürchterliches Gewitter los. Wir wurden nass bis auf die Unterhosen, und der Blitz jagte uns große Angst ein. Wir radelten, so schnell wir konnten. Triefnass und außer Atem kamen wir zu Hause an. Unsere Mutter wickelte uns in warme Decken und brachte uns heiße Milch.

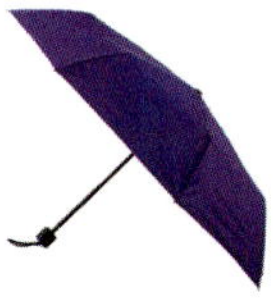

Variante ohne Material

Durchführung

Die Teilnehmenden betrachten eines der folgenden Bilder anstelle des Materials.

- Fragen Sie, was die Teilnehmenden auf dem Bild sehen. Fragen Sie auch nach Einzelheiten und ob das Bild etwas Bekanntes darstellt.
- Wenn die Teilnehmenden das Bild nicht sehen können ODER wenig bis gar nicht sprechen, dann beschreiben Sie das Bild aus Ihrer Perspektive.

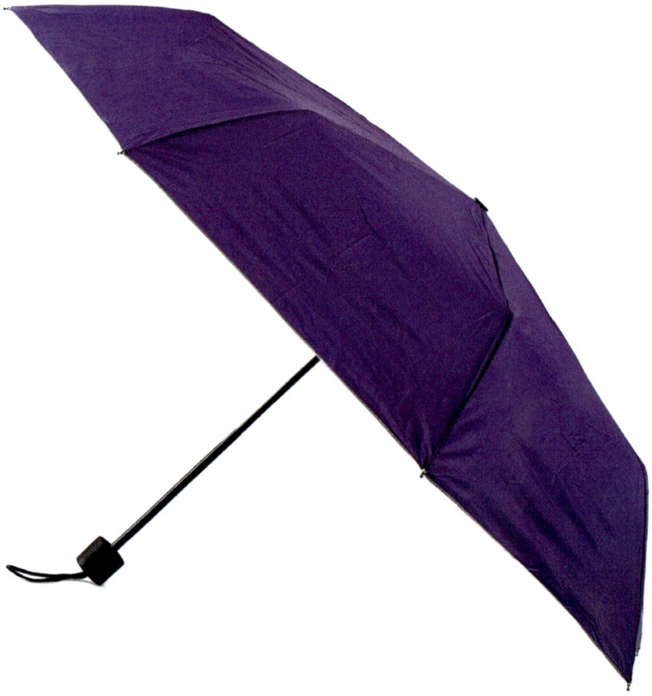

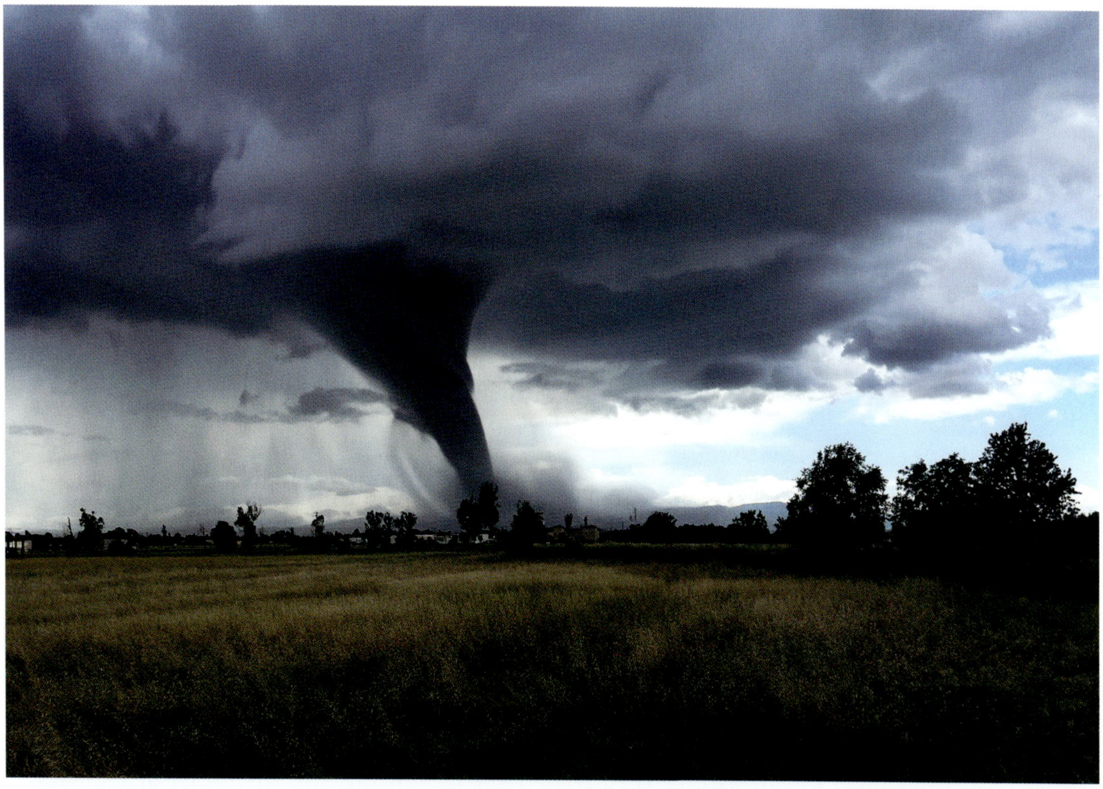

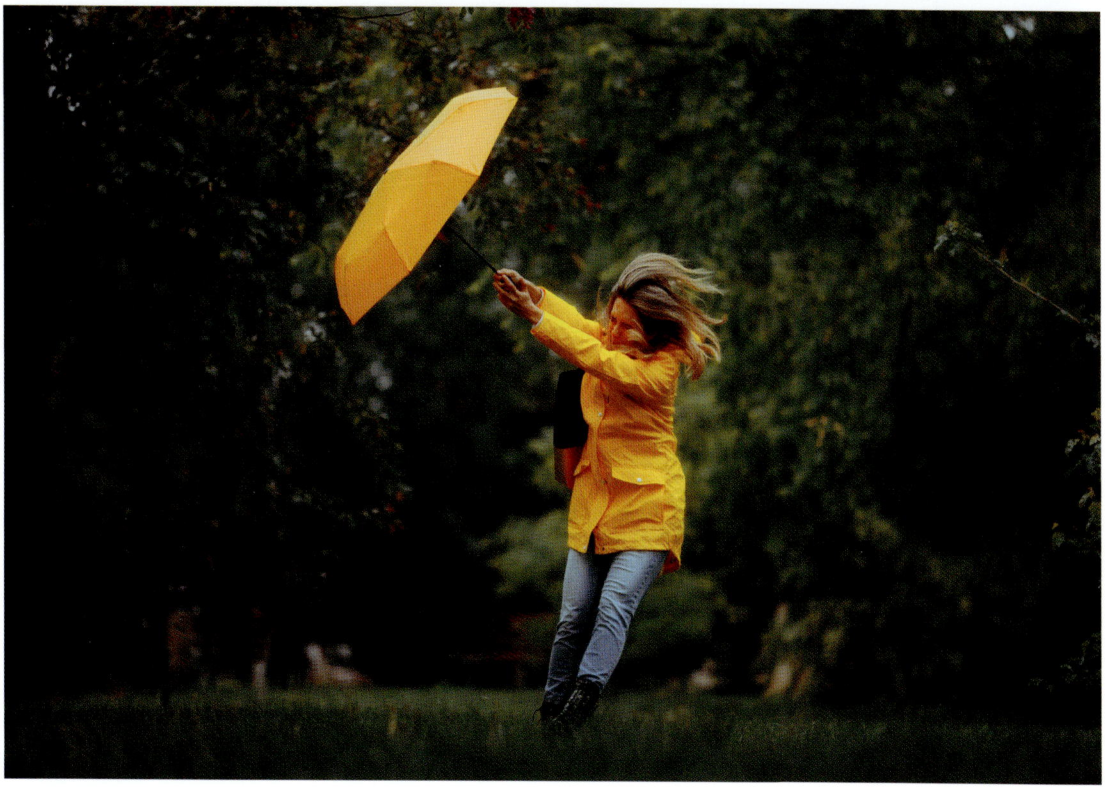

Wetterbild vervollständigen

TRAININGSBEREICHE	*Mit Fantasie* *Assoziieren*
MATERIAL	*Kopien des Arbeitsblatts, Buntstifte*
ZEIT	*ca. 10 Minuten*
VORBEREITUNG	*Arbeitsblätter kopieren*

Durchführung

Verteilen Sie die Arbeitsblätter und legen Sie die Stifte in die Mitte des Tisches. Bitten Sie die Teilnehmenden, das Bild auf dem Arbeitsblatt nach eigenen Vorstellungen zu vervollständigen.
Wer möchte, kann sein Bild anschließend vorstellen.

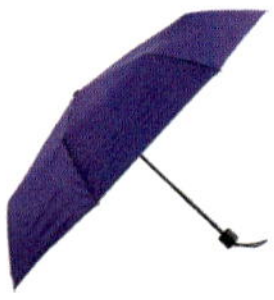

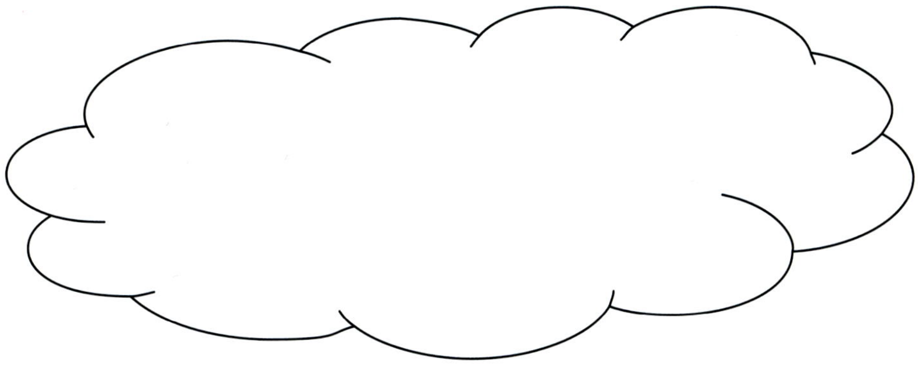

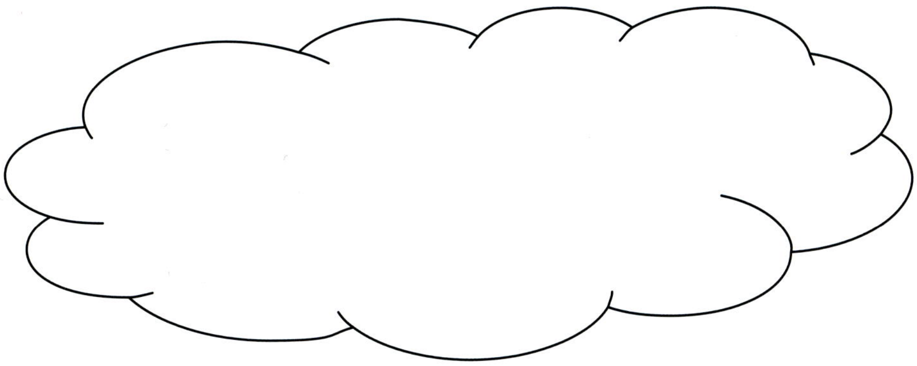

Gemeinsam Musik hören

TRAININGSBEREICHE	*Musik* *Entspannung*
MATERIAL	*CD mit klassischer Musik und CD-Player (alternativ: Laptop mit Internetanschluss)*
ZEIT	*ca. 5 Minuten*
VORBEREITUNG	*CD-Player mit CD oder Laptop bereitstellen*

Durchführung

Ein bekanntes klassisches Musikstück wird von der CD oder über das Internet abgespielt und gemeinsam angehört.

Beispiele für Musikstücke

- 1. Satz aus dem „Frühling“ der „Vier Jahreszeiten“ von Antonio Vivaldi
- „Eine kleine Nachtmusik“ von Wolfgang Amadeus Mozart
- „Überall auf der Welt scheint die Sonne“, Gefangenenchor aus „Nabucco“ von Giuseppe Verdi
- „Träumerei“ von Robert Schumann
- „Ungarischer Tanz Nr. 5“ von Johannes Brahms
- „An der schönen blauen Donau“ von Johann Strauß

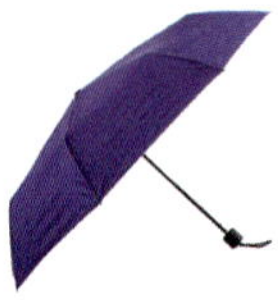

Es bietet sich an, aus der Situation heraus über das Gehörte ins Gespräch zu kommen.

Beispiele für Fragen

- Welche Jahreszeiten gibt es und welche haben wir zurzeit?
- Weiß jemand den vollständigen Namen von Mozart?
- Schmecken Ihnen Mozartkugeln?
- Haben Sie früher in einem Chor gesungen?
- Welche Stadt verbindet man mit dem Walzer?
- Welche Instrumente spielen in einem Orchester?

Sie können auch gerne zum Mitschunkeln anregen. Oder verteilen Sie bunte Chiffontücher, die mitgeschwungen werden können.

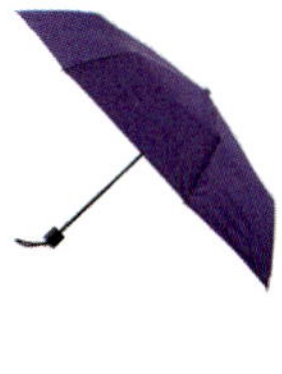

Sätze vervollständigen

TRAININGSBEREICHE	*In Worte fassen* *Mit Fantasie*
MATERIAL	*Kärtchen mit Satzanfängen*
ZEIT	*ca. 6 Minuten*
VORBEREITUNG	*Kärtchen mit den Satzanfängen kopieren und ausschneiden, evtl. für den mehrfachen Gebrauch laminieren.*

Durchführung

Geben Sie jedem Teilnehmenden ein Kärtchen mit Satzanfang. Nach 30 Sekunden Bedenkzeit nennen alle ihre Fortsetzungen.

Lösungsbeispiele

1. An Hagel mag ich, dass er so schön prasselt.
2. Bei Regen stört mich am meisten, dass ich nass werde.
3. Das Schöne an einem Gewitter ist, dass es rasch wieder aufhört.
4. Dunkle Wolken sind gut, weil die Sonne dann nicht so blendet.
5. Donner erinnert mich immer an Trommelschläge.
6. Blitze sind hell.
7. Regenkleidung lohnt sich für Menschen in Florida nicht.
8. Meinen Schirm nehme ich mit, wenn ich bei Regen ausgehe.
9. Pfützen sind eine Bereicherung für Regenwürmer.
10. Wind ist am schönsten, wenn ich nicht draußen bin.

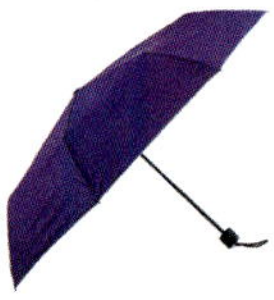

An Hagel mag ich, dass …
Bei Regen stört mich am meisten …
Das Schöne an einem Gewitter ist …
Dunkle Wolken sind gut, weil …
Donner erinnert mich immer an …

Blitze sind …
Regenkleidung lohnt sich für …
Meinen Schirm nehme ich mit, wenn …
Pfützen sind eine Bereicherung für …
Wind ist am schönsten, wenn …

Silben zu Wetterwörtern kombinieren

TRAININGSBEREICHE	*Konzentrieren* *Worte finden*
MATERIAL	*Kopien des Arbeitsblatts, Stifte*
ZEIT	*ca. 8 Minuten*
VORBEREITUNG	*Arbeitsblatt kopieren*

Durchführung

Verteilen Sie die Arbeitsblätter und bitten Sie die Teilnehmenden, die Aufgabe zu lösen. Die Lösungsvorschläge werden anschließend gemeinsam besprochen.

Lösungsbeispiele

Regenwolke, Wetterhahn, Gummistiefel, Windhose, wetterfest, Tornado, Blitzableiter, Donnergrollen, Hagelkörner, Pfützen

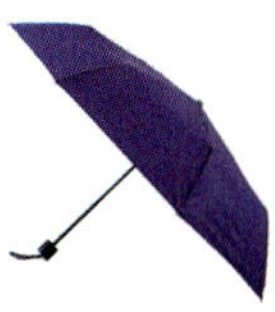

Mittelschwere Variante

MATERIAL	*Flipchart, Tafel oder Zettel*

Durchführung

Schreiben Sie die Lösungswörter auf Flipchart, Tafel oder Zettel. Dann bitten Sie die Teilnehmenden, die Aufgabe auf dem Arbeitsblatt zu lösen. Die Silben für die einzelnen Lösungswörter werden durchgestrichen.

Leichte Variante

MATERIAL	*Karteikarten*

Durchführung

Schreiben Sie die Silben einzeln auf Karteikarten. Dann geben Sie jedem Teilnehmenden die Karteikarten mit den Silben für ein Wort. Die Teilnehmenden versuchen herauszufinden, welches Wort es ist. Wenn die Teilnehmenden die Lösung nicht allein herausfinden, bilden Sie mit den Kärtchen alle möglichen Silbenkombinationen (Beispiel: **GEN-RE-KE-WOL, GEN-RE-WOL-KE, ...**). Die Teilnehmenden finden mit dieser Hilfe die richtige Lösung.

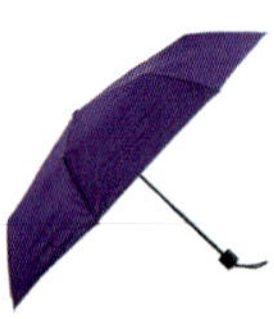

Bilden Sie Wörter rund um das Wetter aus den Silben.
Jede Silbe darf nur 1-mal verwendet werden.

RE	WET	GUM	WIND	WET
TER	TOR	HO	BLITZ	TER
DON	MI	HA	PFÜT	GEL
NA	AB	HAHN	GEN	NER
GROL	WOL	STIE	LEI	KÖR
ZEN	NER	FEL	SE	DO
LEN	FEST	TER	KE	

______________________ ______________________

______________________ ______________________

______________________ ______________________

______________________ ______________________

______________________ ______________________

Bewegungsgeschichte: „Der Wetterbericht“

TRAININGSBEREICHE	*Bewegung* *Konzentrieren* *Merken*
MATERIAL	*keins*
ZEIT	*ca. 8 Minuten*
VORBEREITUNG	*keine*

Durchführung

Lesen Sie die Bewegungsgeschichte vor. Wenn folgende Wörter in der Geschichte vorkommen, werden die angegebenen Bewegungen gemacht.

Regen → Alle klopfen mit den Fingerspitzen auf den Tisch.
Donner → Alle hauen einmal sanft mit den Fäusten auf den Tisch.
Blitz → Alle klatschen einmal in die Hände.
Sonne → Alle malen mit beiden Händen eine Sonne in die Luft.

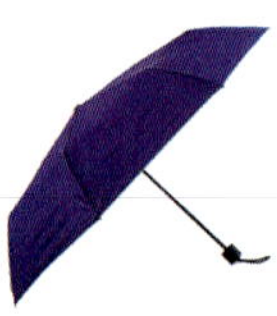

Der Wetterbericht

Hermine schaute aus dem Fenster. Die **Sonne** schien. Der Wetterbericht hatte für heute **Regen**, **Donner** und **Blitz** vorausgesagt. Davon war noch nichts zu sehen. Ob sich die Wolken mit ihrem **Regen** noch hinter der **Sonne** versteckt hatten? Was nicht war, konnte ja noch werden. Hermine mochte zwar, wie fast alle Menschen, die **Sonne**, doch für heute hätte sie sich doch etwas **Regen** gewünscht. Sie hatte in ihrem Schrebergarten neuen Rasen ausgesät, und der konnte **Regen** gut gebrauchen. Auf **Blitz** und **Donner** konnte Hermine hingegen gerne verzichten. Vor **Donner** und **Blitz** hatte sie schon als Kind Angst gehabt. Und **Donner** und **Blitz** nützten auch ihrem neu eingesäten Rasen nichts. Während Hermine darüber nachdachte, schoben sich tatsächlich die ersten Wolken vor die **Sonne**. Ganz langsam begann der **Regen** zu fallen. Das würde dem Rasen gefallen. Der **Regen** kam in Fahrt, und immer mehr **Regen** fiel auf den Boden. Weit entfernt hörte Hermine auch schon den ersten **Donner** grollen. Noch war er weit weg, und ein **Blitz** war nicht in Sicht. Doch auch das änderte sich. Der **Donner** grollte wieder und grollte wieder, und dann zischte auch ein **Blitz** durch die **Regen**wolken. **Donner** und **Blitz** folgten immer dichter aufeinander, und noch einmal: **Donner**, **Blitz**! Doch so schnell, wie **Donner** und **Blitz** nähergekommen waren, so schnell verzogen sie sich auch wieder. Eine Weile tropfte der **Regen** noch weiter. Dann hörte auch der **Regen** auf, und die **Sonne** suchte sich wieder ihren Weg durch die Wolken hindurch. Hermine war zufrieden. Ihr Rasen hatte genug **Regen** bekommen, und sie freute sich, gleich bei **Sonne** in ihrem Schrebergarten zu sitzen und dem Gras beim Wachsen zuzusehen.

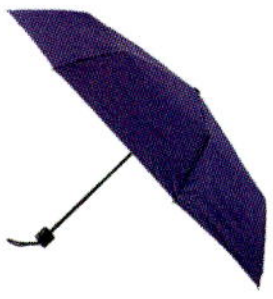

Aussagen rund um Stürme beurteilen

TRAININGSBEREICHE	*Urteilen* *Wissen* *Konzentrieren*
MATERIAL	*keins*
ZEIT	*ca. 3 Minuten*
VORBEREITUNG	*keine*

Durchführung

Lesen Sie die folgenden Behauptungen vor und bitten Sie die Teilnehmenden zu entscheiden: Sind die Aussagen wahr? Oder falsch? Wer glaubt, eine Aussage sei richtig, hebt die Hand. Raten ist ausdrücklich erwünscht.

- „Tornado" ist eine andere Bezeichnung für „Windhose". Es gibt keinen Unterschied.
  → **Richtig.**

- Von „Hagel" spricht man erst, wenn die Eiskörner einen Durchmesser von mindestens 1 cm haben. Darunter nennt man es „Graupel".
  → **Falsch.** (Ab 0,5 cm Durchmesser.)

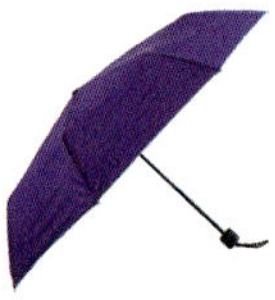

- Der Regenschirm wurde im 19. Jahrhundert entwickelt.
  → **Falsch.** (Hinweise darauf gab es schon im 17. Jahrhundert.)

- In Deutschland kann ein Taifun nicht vorkommen.
  → **Richtig.** (Ein Taifun ist ein tropischer Wirbelsturm.)

- Eine Staubhose ist ein kleiner Wirbelsturm.
  → **Richtig.**

- Seit den 1980er-Jahren geht die Intensität von saurem Regen in Deutschland zurück.
  → **Falsch.**

- Wolken berühren die Erde nicht und können so von Dunst und Nebel unterschieden werden.
  → **Richtig.**

- Über 80 Prozent der Blitze schlagen in den Boden ein.
  → **Falsch.** (Nur etwa 10 Prozent.)

- Der Donner während eines Gewitters wird vom Blitz erzeugt.
  → **Richtig.**

- Ein Regenbogen wird von einem „Nebenregenbogen" begleitet, den man bei guten Bedingungen auch sehen kann.
  → **Richtig.**

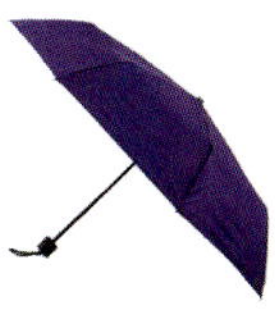

Wettereigenschaften

TRAININGSBEREICHE	*Assoziieren* *Worte finden* *Wissen*
MATERIAL	*keins*
ZEIT	*ca. 3 Minuten*
VORBEREITUNG	*keine*

Durchführung

Bitten Sie die Teilnehmenden, jeweils mindestens drei Eigenschaften zu nennen, die folgende Wetterphänomene haben können: **Regen, Wind, Donner, Blitz, Schnee.**

Lösungsbeispiele

Regen → **nass, kalt, belebend**

Wind → **kalt, scharf, stürmisch**

Donner → **laut, krachend, grollend**

Blitz → **beängstigend, grell, zischend**

Schnee → **kalt, locker, glitzernd**

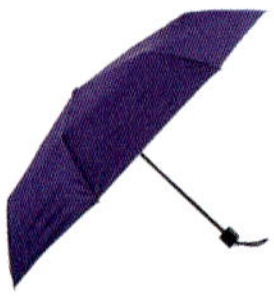

Leichte und mittelschwere Variante

Durchführung

Die Teilnehmenden nennen nur eine Eigenschaft von Regen, Wind, Donner, Blitz und Schnee. Falls ihnen dies nicht gleich von selbst gelingt, können Sie Hilfestellung geben, indem Sie ein Gegenteil nennen:

- Regen ist nicht trocken, sondern ...
- Wind ist nicht langsam, sondern ...
- Donner ist nicht leise, sondern ...
- Ein Blitz ist nicht dunkel, sondern ...
- Schnee ist nicht heiß, sondern ...

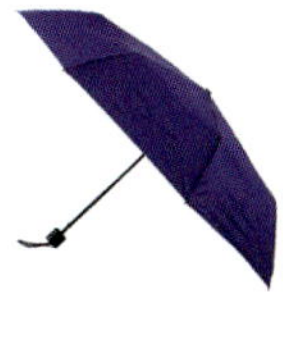

Buchstabenfelder merken

TRAININGSBEREICHE	*Merken* *Konzentrieren*
MATERIAL	*Kopien des Arbeitsblatts*
ZEIT	*ca. 7 Minuten*
VORBEREITUNG	*Arbeitsblatt für alle Teilnehmenden kopieren*

Durchführung

Verteilen Sie die Arbeitsblätter. Die Teilnehmenden falten ihr Arbeitsblatt in der Mitte. Sie betrachten die Seite des gefalteten Blattes, auf dem sich die grauen Felder befinden. Die Falz zeigt nach unten.
Die Teilnehmenden merken sich die Position der grauen Felder. Dann drehen sie das gefaltete Blatt um und setzen das Lösungswort zusammen. Es ergibt sich aus den Buchstaben, die sich auf denselben Positionen befinden wie zuvor die grauen Felder.

(Lösung: WINDHOSE)

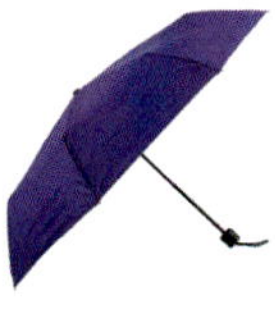

Mittelschwere Variante

Durchführung

Die Teilnehmenden falten das Blatt nicht und können beide Gitterbilder gleichzeitig betrachten. Sie setzen das Lösungswort aus den Buchstaben zusammen, die sich an den gleichen Positionen befinden wie die grauen Felder. Sie benutzen dabei keinen Stift oder Marker.

Leichte Variante

MATERIAL *1 Stift pro Person*

Durchführung

Die Teilnehmenden falten das Blatt nicht und können beide Gitterbilder gleichzeitig betrachten. Sie markieren mit einem Stift die Buchstabenfelder, die den grauen Feldern im ersten Gitterbild entsprechen. Anschließend setzen sie das Lösungswort daraus zusammen und lesen es vor.

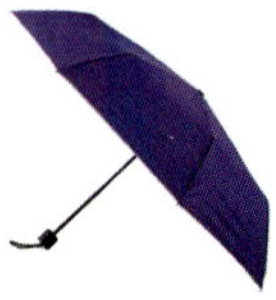

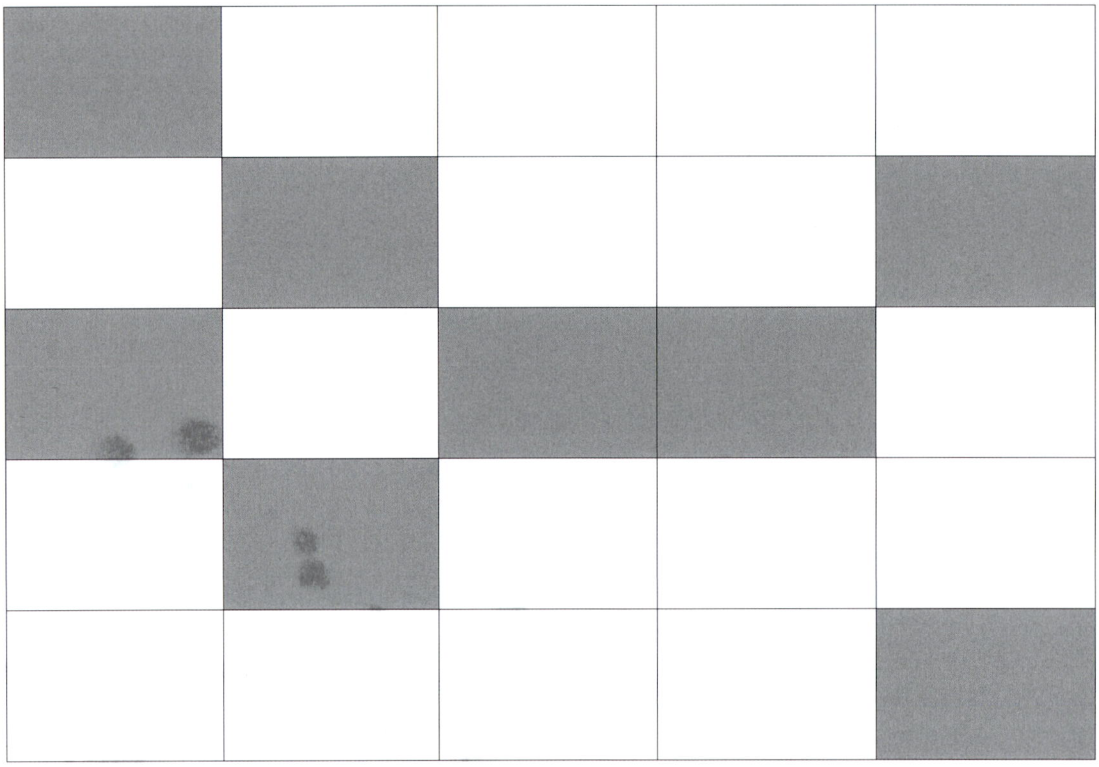

W	E	R	T	Z
U	I	P	L	N
D	Q	H	O	W
Y	S	C	V	B
N	R	X	M	E

Umschriebene Redewendungen

TRAININGSBEREICHE	*Worte finden* *Wissen* *Konzentrieren*
MATERIAL	*keins*
ZEIT	*ca. 10 Minuten*
VORBEREITUNG	*keine*

Durchführung

Lesen Sie die folgenden Umschreibungen bekannter Sprichwörter und Redewendungen laut vor. Die Teilnehmenden erraten, welches Sprichwort oder welche Redewendung gesucht ist.

1. Das Nasse ergießt sich wie aus Kübeln vom Himmel.
2. Erst im Nassen stehen, das vom Himmel kommt, und dann im Nassen stehen, das vom Dach tropft.
3. Jemanden zurücklassen im vom Himmel tropfenden Wasser.
4. Das ist gefrorener Regen vom Vortag.
5. Verlasse das Licht, das vom Himmel auf mich scheint.
6. Einen strahlenden Himmelskörper in einem inneren Organ haben.
7. Wehender Luft und Klima zuwiderhandeln.
8. Eine Person in die Brise katapultieren.
9. Seinen Wimpel am Stab in den Luftzug geben.
10. Einer Person die wehende Luft aus dem Bootstuch nehmen.

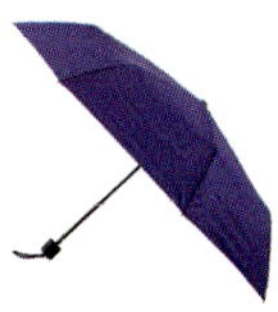

Lösung

1. Es regnet wie aus Eimern.
2. Vom Regen in die Traufe kommen.
3. Jemanden im Regen stehen lassen.
4. Das ist Schnee von gestern.
5. Geh mir aus der Sonne.
6. Sonne im Herzen haben.
7. Wind und Wetter trotzen.
8. Jemanden in den Wind schießen.
9. Sein Fähnchen nach dem Wind hängen.
10. Jemandem den Wind aus den Segeln nehmen.

Leichte Variante

MATERIAL *Flipchart, Tafel oder Zettel*

Durchführung

Schreiben Sie die Sprichwörter und Redewendungen auf Flipchart, Tafel oder Zettel. Anschließend lesen Sie die Umschreibungen laut vor, und die Teilnehmenden erraten, zu welchem der aufgeschriebenen Sprichwörter die jeweilige Umschreibung gehört.

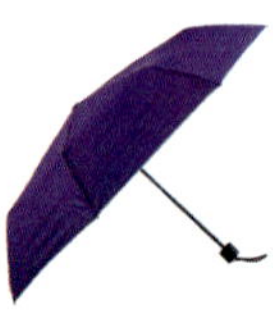

Adjektive ergänzen

TRAININGSBEREICHE	*Worte finden* *Konzentrieren*
MATERIAL	*Kopien des Arbeitsblatts, Stifte*
ZEIT	*ca. 5 Minuten*
VORBEREITUNG	*Arbeitsblatt für alle Teilnehmenden kopieren*

Durchführung

Verteilen Sie die Arbeitsblätter und bitten Sie die Teilnehmenden, die Aufgabe zu lösen. Die Lösung wird anschließend gemeinsam besprochen.

Lösung

Der Himmel ist sonnen**klar**.
Ich bin klitsch**nass** geschwitzt.
Der Regenbogen ist knall**bunt**.
Die Nacht ist stock**dunkel**.
Die Eisdecke ist hauch**dünn**.
Die Wolken sehen samt**weich** aus.
Der Regen hat mich patsch**nass** gemacht.
Der Wind macht es eis**kalt**.
Das Eis macht die Straße aal**glatt**.

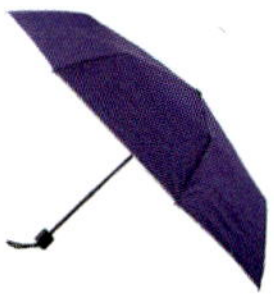

Leichte Variante

MATERIAL	*Flipchart, Tafel oder Zettel*

Durchführung

Verzichten Sie auf das Verteilen der Arbeitsblätter. Schreiben Sie jeweils einen Lückensatz von dem Arbeitsblatt für alle sichtbar auf Flipchart, Tafel oder Zettel. Die Teilnehmenden finden die Lösung gemeinsam.

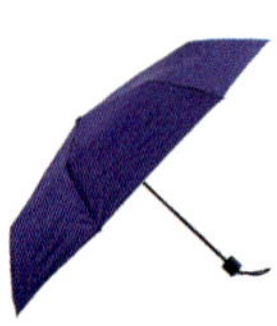

Für jedes Wetter:
Vervollständigen Sie die Wörter.

Der Himmel ist sonnen ______________.

Ich bin klitsch ______________ geschwitzt.

Der Regenbogen ist knall ______________.

Die Nacht ist stock ______________.

Die Eisdecke ist hauch ______________.

Die Wolken sehen samt ______________ aus.

Der Regen hat mich patsch ______________ gemacht.

Der Wind macht es eis ______________.

Das Eis macht die Straße aal ______________.

Quiz: Wolken

TRAININGSBEREICHE	*Wissen* *Urteilen* *Konzentrieren*
MATERIAL	*keins*
ZEIT	*ca. 4 Minuten*
VORBEREITUNG	*keine*

Durchführung

Lesen Sie die folgenden Fragen und die entsprechenden Antwortmöglichkeiten vor. Die Teilnehmenden raten die Antwort. Wenn sie unsicher sind, betonen Sie, dass man die Antwort nicht wissen muss, sondern einfach nur raten darf.

1. Eine Wolke ist:
   a) heißer Dampf
   b) eine Ansammlung von Wassertröpfchen oder Eiskristallen **(Lösung)**
   c) eine Ansammlung von Staubpartikeln

2. Welche Bezeichnung für Wolken gibt es nicht?
   a) Veilchenwolke **(Lösung)**
   b) Schleierwolke
   c) Schäfchenwolke

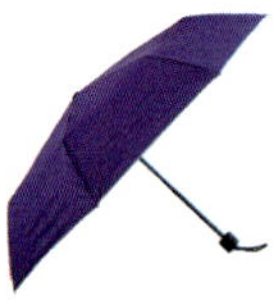

3. Eine Superzelle ist ...
   a) eine Pflanzenzelle, die sich bei Regen teilt
   b) ein Einzeller, der in Pfützen lebt
   c) eine riesige, langlebige Gewitterwolke **(Lösung)**

4. Was ist ein Nimbostratus?
   a) kleine Wolke
   b) blaugraue Wolkendecke **(Lösung)**
   c) wolkenfreier Himmel

5. Was beeinflusst die Bildung von Wolken nicht?
   a) thermische Aufwinde
   b) Mondphasen **(Lösung)**
   c) Zufuhr von kälteren Luftmassen

Schwere Variante

Durchführung

Lesen Sie zunächst nur die Fragen vor (Ausnahmen: Fragen 2 und 5). Erst wenn die Teilnehmenden nicht von selbst auf die Antwort kommen, lesen Sie auch die passenden Antwortmöglichkeiten vor.

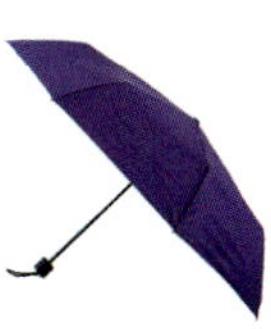

1-Minute-Vorlesegeschichte: „Die Gummistiefel“

TRAININGSBEREICH	*Entspannung*
MATERIAL	*keins*
ZEIT	*ca. 3 Minute*
VORBEREITUNG	*keine*

Durchführung

Lesen Sie die Geschichte vor.

Die Gummistiefel

Josefine holt ihren Enkel Max aus dem Kindergarten ab. Es regnet, und Josefine ist froh, dass sie Gummistiefel und Regenjacke für Max dabeihat.
„Leider regnet es, und wir können heute nicht in unseren Schrebergarten gehen“, sagt Josefine zu Max.
Max schaut ganz erstaunt. „Wieso denn nicht, Oma? Du hast mir doch Gummistiefel und Regenjacke mitgebracht!“
„Aber ich habe ja keine Gummistiefel“, sagt Josefine und ist froh, eine Ausrede gefunden zu haben, bei dem scheußlichen Wetter nicht draußen bleiben zu müssen.

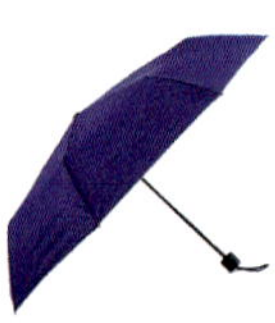

„Oh“, seufzt Max, „das ist aber schade. Darfst du dann auch nicht in die Pfützen stapfen?“
„Nein, ich darf nicht in die Pfützen stapfen“, lacht Josefine.
Auf dem Weg vom Kindergarten zu Josefines Wohnung kommen die beiden bei „Schuh Schmidt“ vorbei. Plötzlich zieht Max wie verrückt an Josefines Hand.
„Ooomaaa, guck mal, was es da gibt! Die musst du unbedingt kaufen.“
Josefine ist verblüfft. In einem mobilen Regal am Eingang steht eine bunte Auswahl an Gummistiefeln für Erwachsene. Weil ihr keine weitere Ausrede einfällt, entscheidet sie sich für ein Paar lilafarbene Gummistiefel, und natürlich zieht sie die Stiefel sofort an. Ihre Schuhe steckt sie einfach in die Handtasche.
„Jippie! Jetzt können wir doch in den Garten“, freut sich Max. Seine strahlenden Augen machen Josefines Herz ganz weich, und auf dem Weg zum Garten springen die beiden gemeinsam in jede Pfütze, die sie entdecken können.

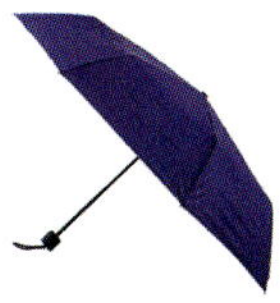

DER WALD UND SEINE TIERE

Der Wald vermittelt eine tiefe Ruhe und ist doch voller Leben. Mit offenen Augen und gespitzten Ohren kann man den ein oder anderen Waldbewohner entdecken: Rehe, die auf einer Lichtung grasen, Waldfrösche am Wegesrand und Eichhörnchen, die flink von Baum zu Baum hüpfen. Erinnern Sie sich noch daran, wie es war, als Kind durch den Wald zu streifen?

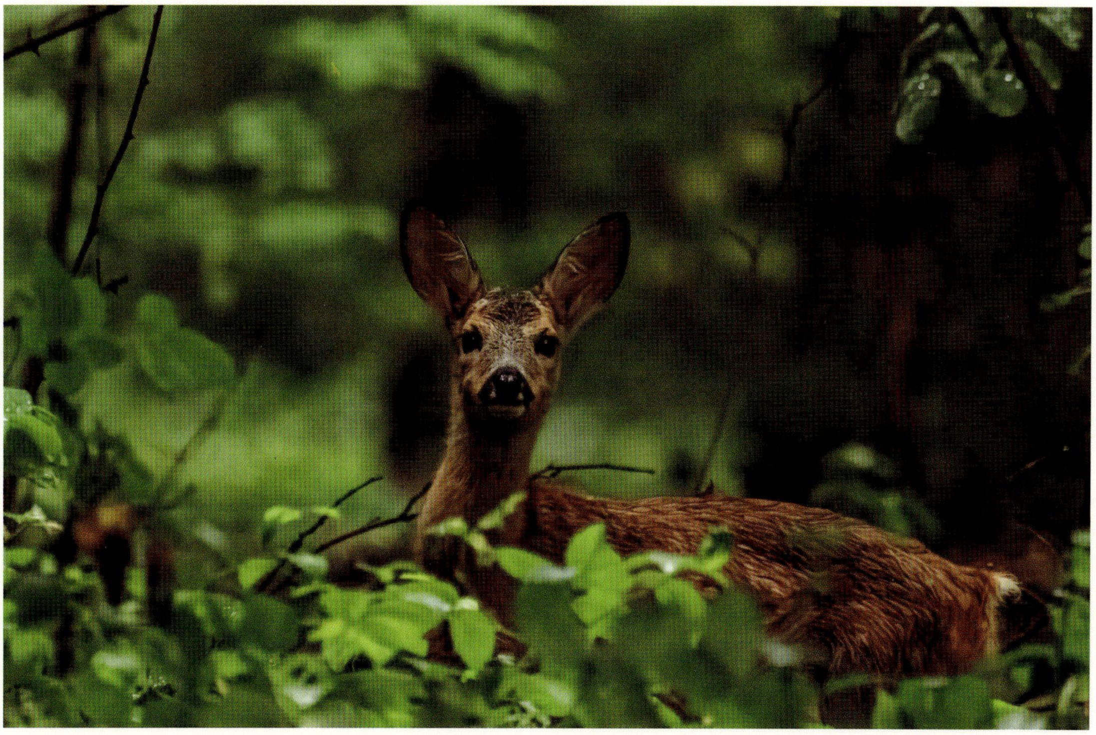

Waldtiere und biografische Anknüpfungspunkte

TRAININGSBEREICHE	*Mit allen Sinnen* *Assoziieren* *In Worte fassen* *Worte finden*
MATERIAL	*Materialien rund um den Wald und seine Tiere, z.B. Plüsch-, Holz- oder Gummiwaldtiere, Fotos oder Bildkarten mit Waldtieren, Tannenzapfen, Rindenstücke, Blätter, Kastanien, Eicheln*
ZEIT	*ca. 15–20 Minuten*
VORBEREITUNG	*Platzieren Sie das Material so, dass alle Teilnehmenden es gut sehen können.*

Durchführung

Die Materialien werden in die Mitte des Tischs gelegt. Aufkeimende Gespräche können durch gezielte Fragestellungen oder das Vorlesen der Anekdote (s.u.) weiter angeregt werden.

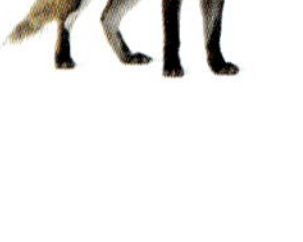

Beispiele für Fragen

- Gehen Sie gerne in den Wald?
- Gab es dort, wo Sie als Kind gewohnt haben, einen Wald in der Nähe?
  Wenn ja:
  - Was war das für ein Wald?
  - Hatte der Wald einen speziellen Namen?
  - Sind Sie häufig in den Wald gegangen?
- Welche Tiere sind Ihnen im Wald schon einmal begegnet?
  - Können Sie eine Begegnung beschreiben?
- Haben Sie schon einmal Urlaub in einer Region gemacht, die für ihren Wald bekannt ist?
  Wenn ja:
  - In welcher?
- Haben Sie schon einmal Kastanien oder Pilze im Wald gesammelt?

Anekdote

Diese Anekdote kann vorgelesen werden, um bei den Teilnehmenden Erinnerungen zu wecken.

Als Kind habe ich es geliebt, mit meinem Vater in den Wald zu gehen. Gemeinsam haben wir Pilze gesammelt oder Anmachholz für unseren Kamin. Besonders gerne erinnere ich mich an die kleinen Frösche, die wir oft am Wegesrand gesehen haben. Als ich kleiner war, hat mein Vater manchmal einen für mich gefangen, damit ich ihn näher betrachten konnte. Als ich älter wurde, war ich immer unglaublich stolz, wenn ich selbst einen Frosch gefangen habe. Natürlich haben wir die Frösche immer wieder freigelassen.

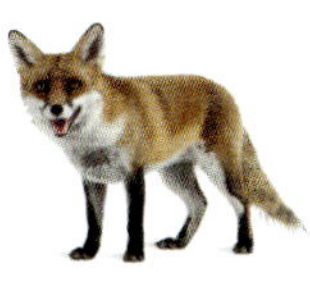

Variante ohne Material

Die Teilnehmenden betrachten eines der folgenden Bilder anstelle des Materials.

- Fragen Sie, was die Teilnehmenden auf dem Bild sehen. Fragen Sie auch nach Einzelheiten und ob das Bild etwas Bekanntes darstellt.
- Wenn die Teilnehmenden das Bild nicht sehen können ODER wenig bis gar nicht sprechen, dann beschreiben Sie das Bild aus Ihrer Perspektive so genau wie möglich.

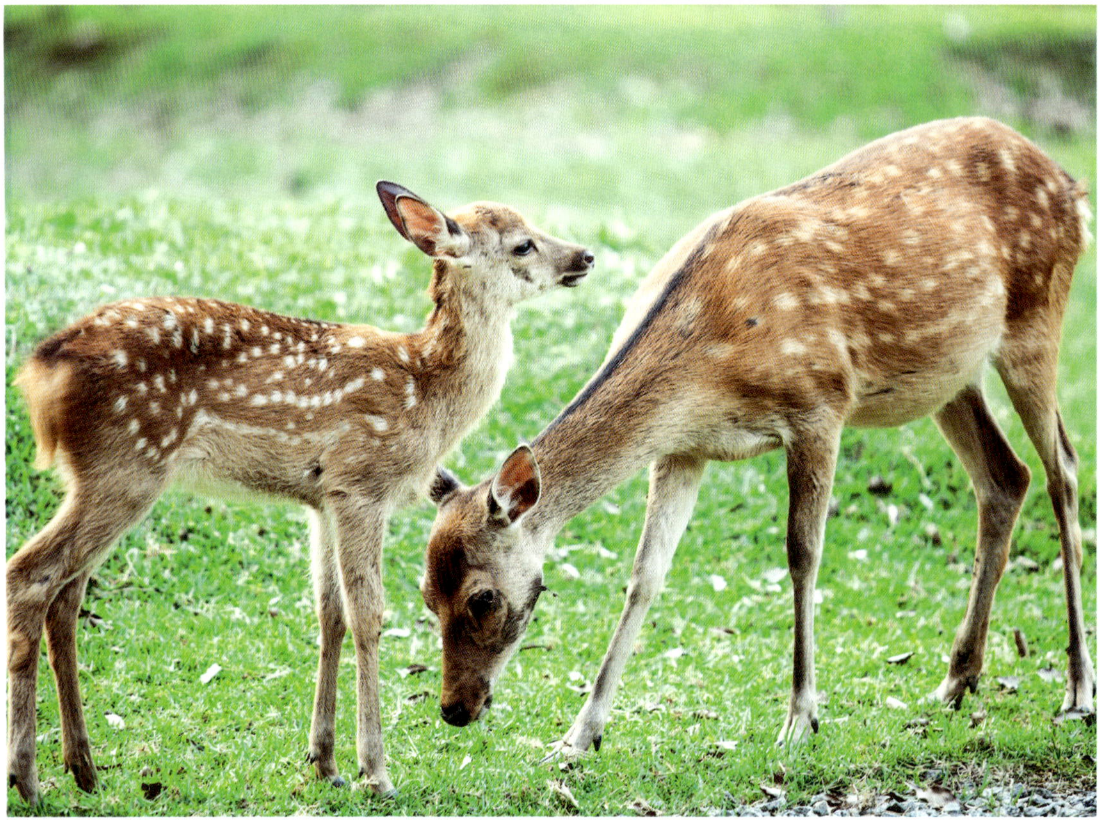

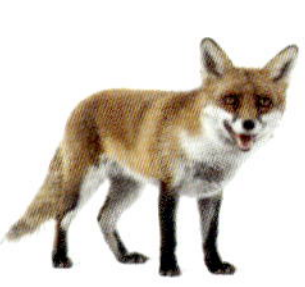

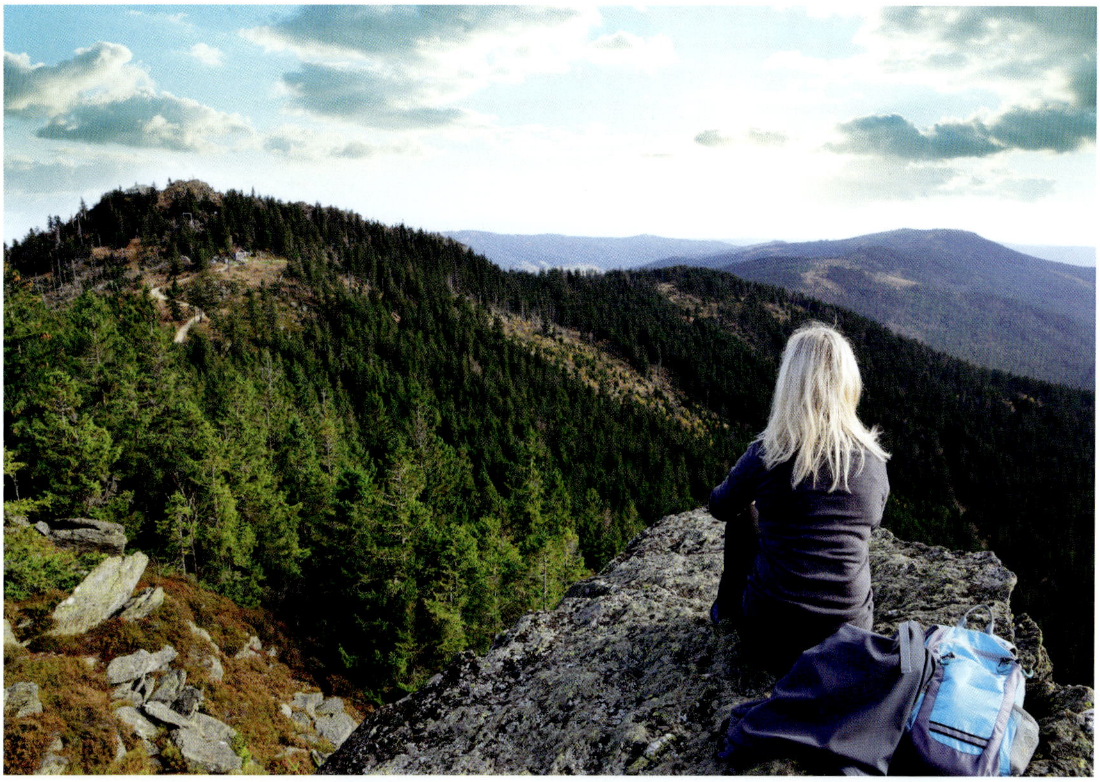

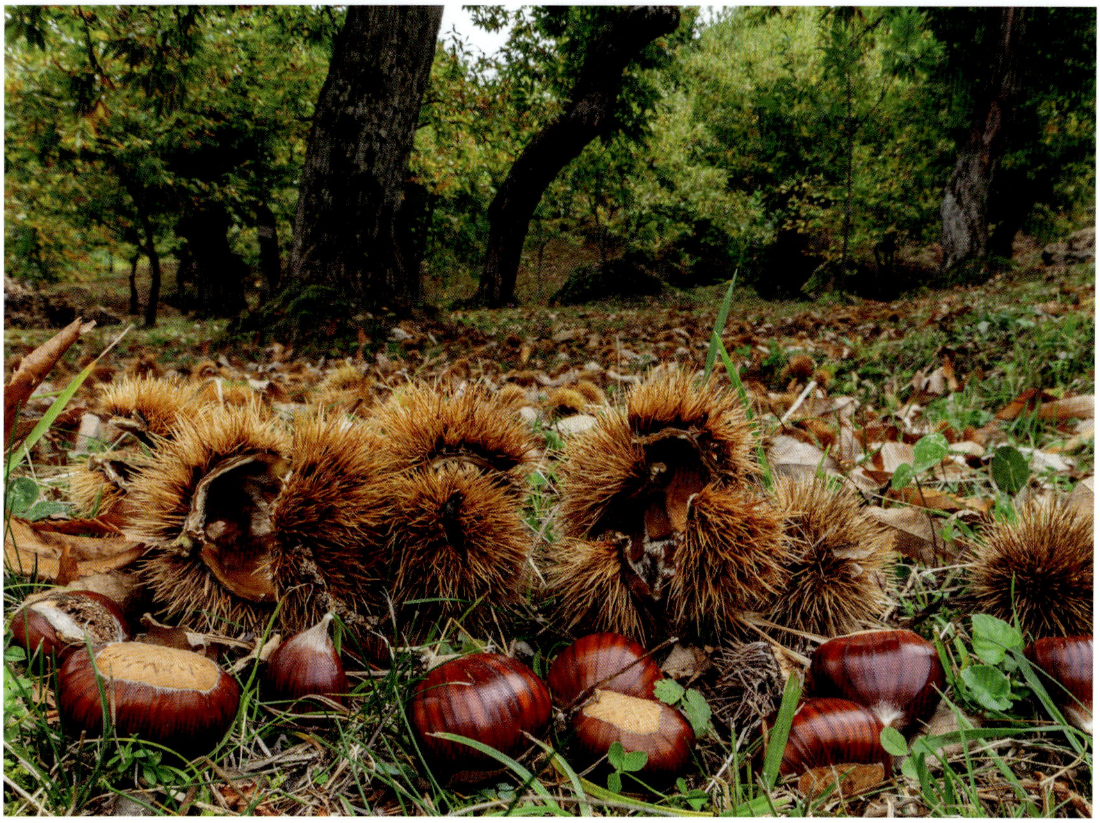

Wessen Spur?

TRAININGSBEREICHE	*Struktur und Zusammenhang* *Wissen* *Konzentrieren*
MATERIAL	*Karten von Tierspuren*
ZEIT	*ca. 5 Minuten*
VORBEREITUNG	*Die Karten kopieren und ausschneiden.* *Für den mehrfachen Gebrauch evtl. laminieren.*

Durchführung

Die Karten mischen und offen auf dem Tisch verteilen. Die Teilnehmenden versuchen, die Pärchen zuzuordnen.

Schwere Variante

Zeigen Sie eine Karte mit einer Tierspur. Die Teilnehmenden versuchen zu erraten, zu welchem Tier die Spur gehört.

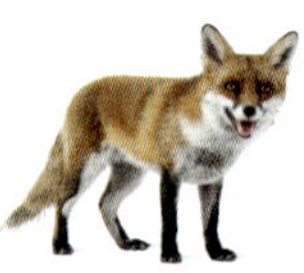

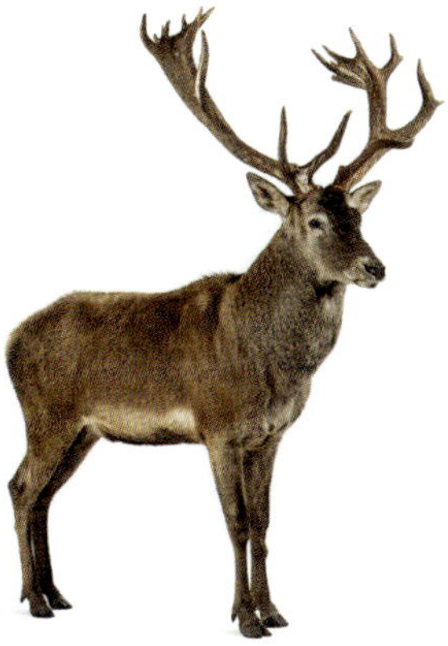	
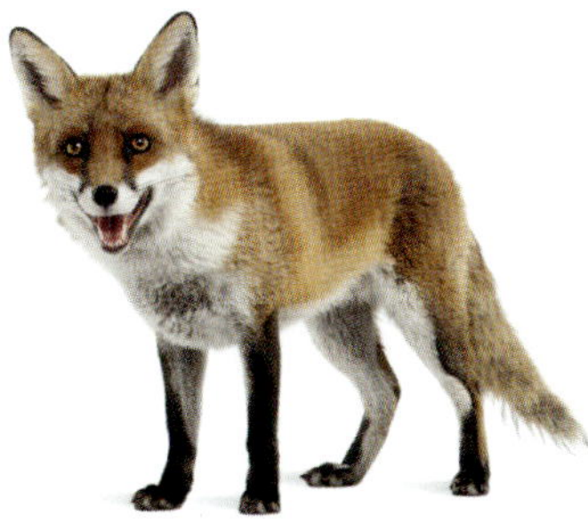	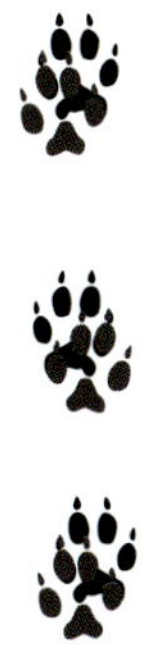
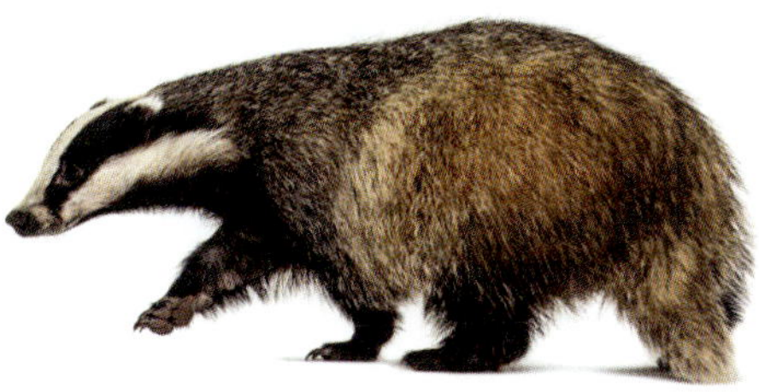	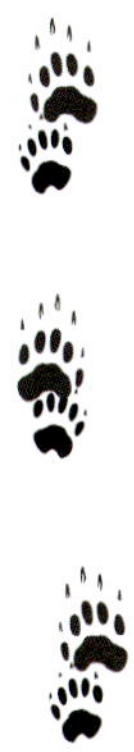
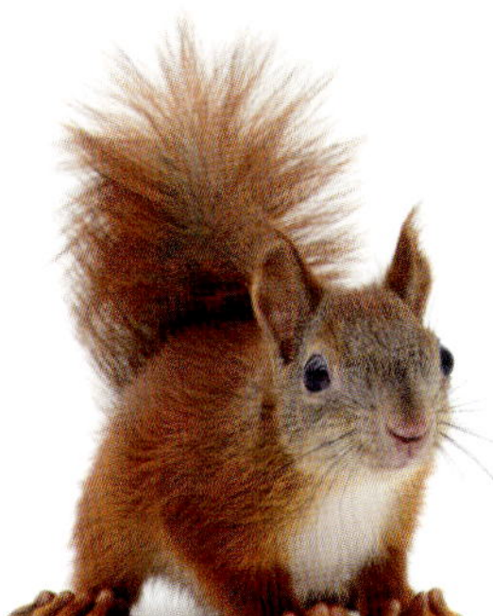	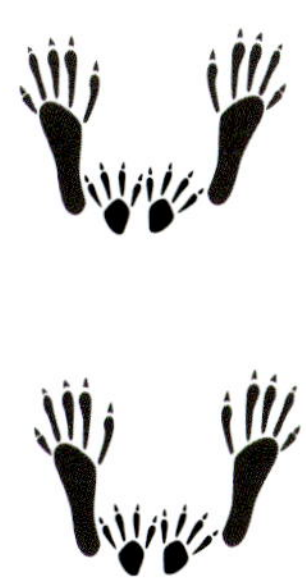

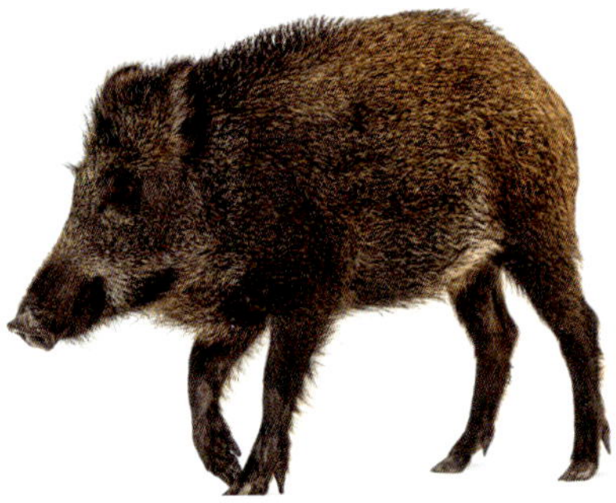	
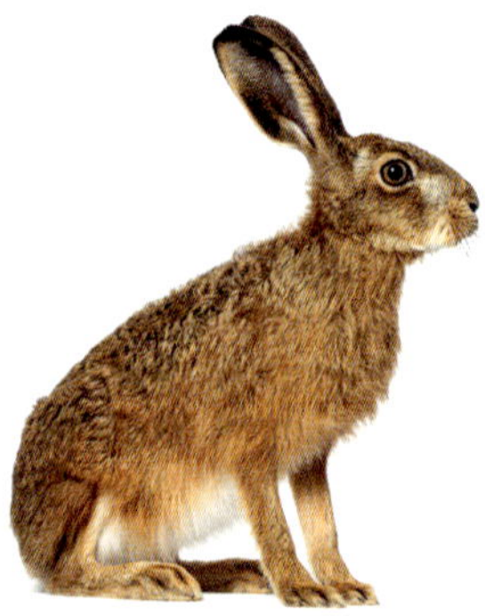	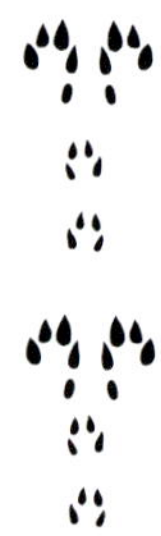
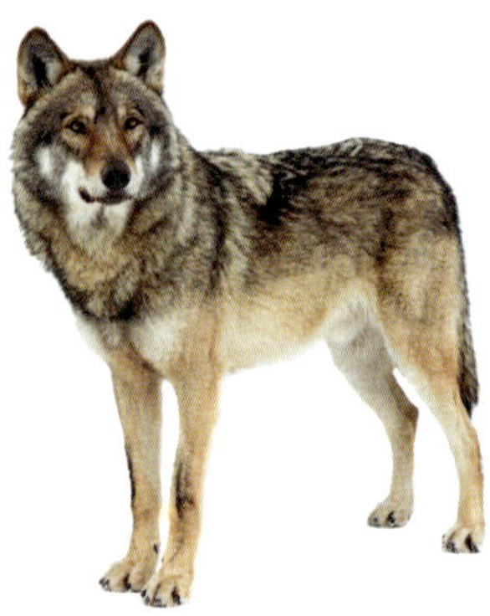	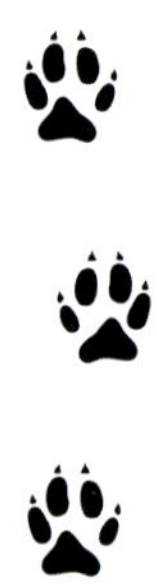
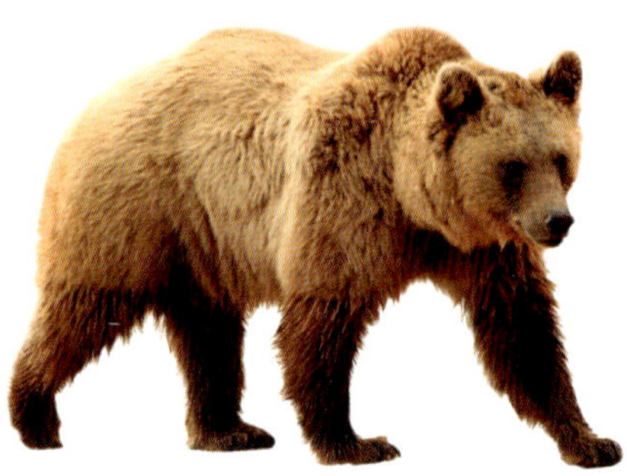	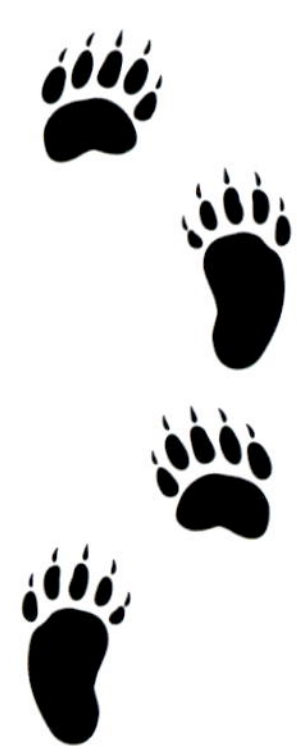

Witze: Im Wald

TRAININGSBEREICHE	*Entspannung*
MATERIAL	*keins*
ZEIT	*ca. 1 Minuten*
VORBEREITUNG	*keine*

Durchführung

Lesen Sie die folgenden Witze vor:

Warum gehen Hirsche gerne in die Kirche? Weil sie „geweiht“ sind.

Zwei Hunde treffen sich auf der Straße. Als der eine sich vornehm als „Harald vom Schlosshof“ vorstellt, antwortet der andere: „Angenehm! Man nennt mich ‚Runter vom Sofa!‘“

Mutter Schnecke ermahnt ihre Kinder: „Jetzt geht ihr nicht mehr über die Straße! In vier Stunden kommt der Linienbus!“

Vielleicht kennen die Teilnehmenden auch einen schönen Witz. Lassen Sie die Teilnehmenden erzählen …

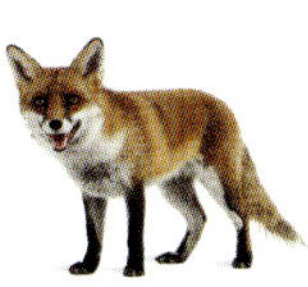

Tiere finden

TRAININGSBEREICHE	*Worte finden* *Konzentrieren*
MATERIAL	*Flipchart, Tafel oder Zettel*
ZEIT	*ca. 5 Minuten*
VORBEREITUNG	*Keine*

Durchführung

Der folgende Satz wird auf Flipchart, Tafel oder Zettel geschrieben. Die Teilnehmenden versuchen herauszufinden, welche fünf Waldbewohner sich in dem – auf den ersten Blick sinnlosen – Satz versteckt haben.

In einem Haselnussbusch lebten ausgefuchste Wesen, die mit ihrem Geheule dafür sorgten, dass sich die Welt um die Erdachse drehte.

Lösung

In einem **Hase**lnussbusch lebten ausge**fuchs**te Wesen, die mit ihrem Geh**eule** dafür sorgten, dass sich die Welt um die Erdachse drehte.

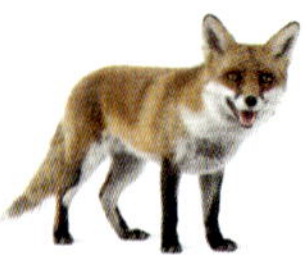

Leichte bis mittelschwere Variante

Durchführung

Der folgenden Wörter werden auf Flipchart, Tafel oder Zettel geschrieben. Die Teilnehmenden versuchen herauszufinden, welcher Waldbewohner sich jeweils in dem Wort versteckt hat.

Haselnuss
ausgefuchst
Keule
Erdachse
Drehtür

Lösung

Haselnuss
ausge**fuchs**t
K**eule**
Er**dachs**e
D**reh**tür

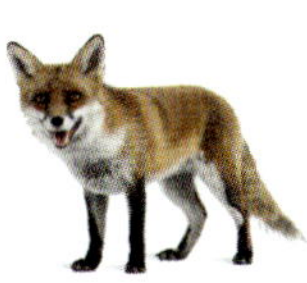

Namen für die Waldtiere

TRAININGSBEREICHE	*Mit Fantasie* *Worte finden* *Assoziieren*
MATERIAL	*keins*
ZEIT	*ca. 3 Minuten*
VORBEREITUNG	*keine*

Durchführung

Stellen Sie den Teilnehmenden folgende Aufgabe:

Josef trifft bei seinen Waldspaziergängen manchmal auf Tiere. Es macht ihm Spaß, sich Rufnamen für die Tere auszudenken. Helfen Sie Josef dabei, sich Namen für die folgenden drei Tiere auszudenken! Danach können Sie mit Fragen weitere Gespräche anregen.

Fuchs
Einmal war Josef noch recht spät unterwegs. Es war ein langer Arbeitstag und Josef war in den Wald gegangen, um sich abzulenken. Und schon am Waldeingang waren seine Gedanken nicht mehr mit der Arbeit beschäftigt. Denn da sah Josef ihn: einen Fuchs, der am Waldrand entlangschlich.
Wie könnte der Fuchs heißen?

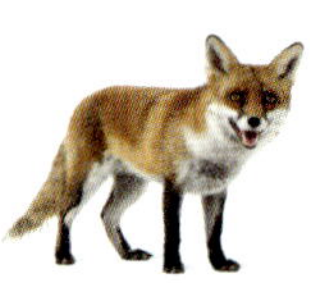

Wildschwein

An eine Begegnung mit einer Waldbewohnerin erinnert sich Josef noch besonders gut. Diese hatte ihm nämlich ein bisschen Angst eingejagt. Er ging seine übliche Runde und plötzlich stand eine große Wildsau mitten auf dem Weg. Vielleicht hatte sie Junge in der Nähe? Josef wusste zum Glück, was zu tun war, und zog sich langsam zurück.
Wie könnte die Wildsau heißen?

Reh

Im Laufe der Zeit hatte Josef schon häufig Rehe beobachtet. Ein junges Reh sah er mehrere Male. Er erkannte es immer wieder, weil es ein sehr helles, goldenes Fell hatte. Dadurch unterschied es sich von allen anderen Rehen.
Wie könnte das Reh heißen?

Beispielfragen

- Welchen Tieren sind Sie schon im Wald begegnet?
- Welche Rufnamen könnte man diesen Tieren geben?

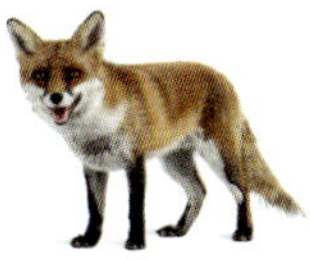

Eicheln schätzen

TRAININGSBEREICHE	*Urteilen* *Wissen* *Konzentrieren*
MATERIAL	*Glas, Eicheln*
ZEIT	*ca. 3 Minuten*
VORBEREITUNG	*Füllen Sie eine abgezählte Anzahl Eicheln in ein Glas.*

Durchführung

Bitten Sie die Teilnehmenden zu schätzen, wie viele Eicheln im Glas sind.

Variante ohne Material

Halten Sie das Bild von den Eicheln kurz hoch und drehen Sie es dann um. Bitten Sie die Teilnehmenden zu schätzen, wie viele Eicheln ganz oder teilweise auf dem Bild zu sehen sind

(Lösung: 22)

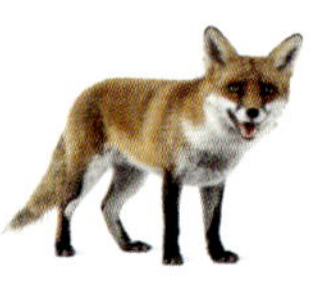

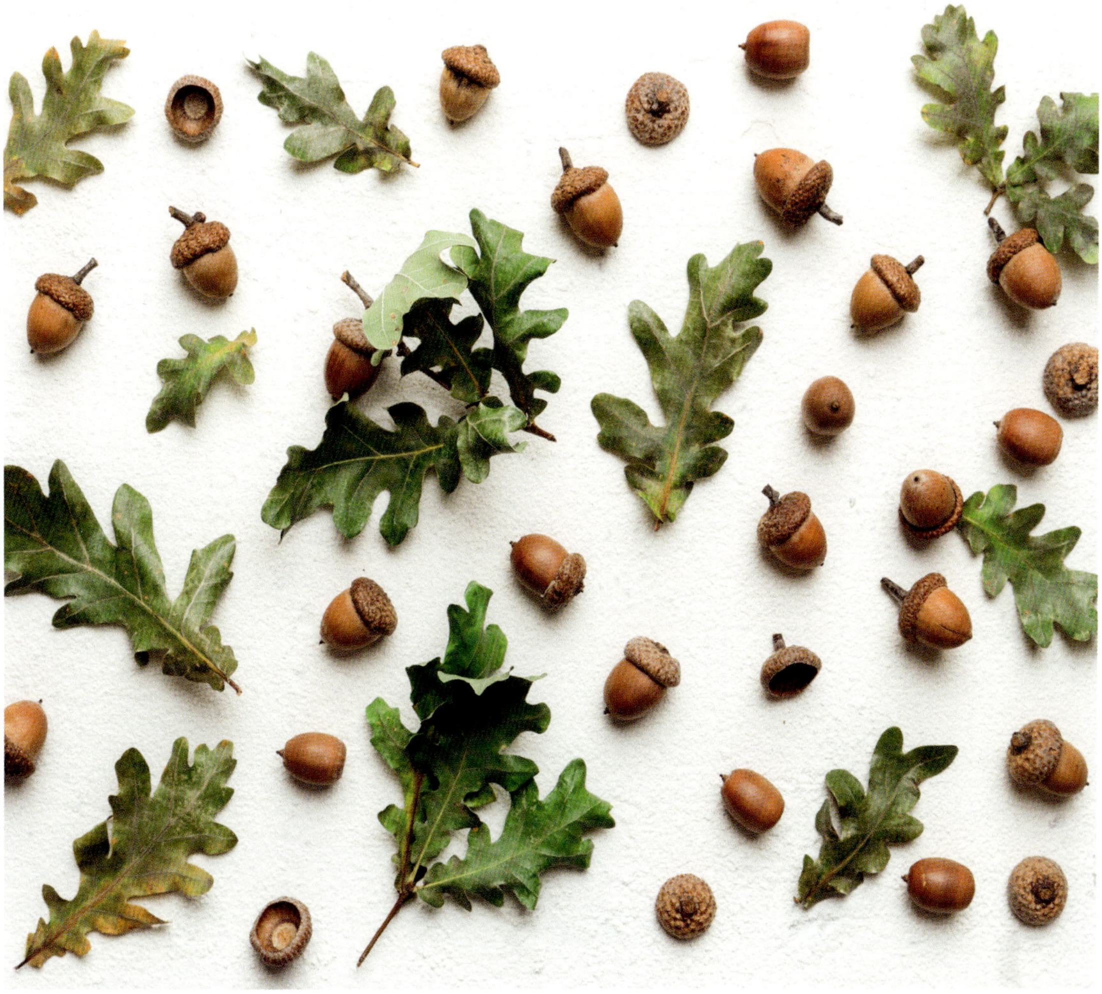

Bewegung und Sprache verknüpfen

TRAININGSBEREICHE	*Bewegung* *Worte finden* *Konzentrieren*
MATERIAL	*keins*
ZEIT	*ca. 3 Minuten*
VORBEREITUNG	*keine*

Durchführung

Mit fitten Teilnehmenden kann diese Übung im Stehen durchgeführt werden. Sie eignet sich auch zur Durchführung im Sitzen. Bei der Kombination von Bewegung und Sprache ist die Koordination der Teilnehmenden gefragt.

Der folgende Satz wird immer wieder laut gesprochen und die Bewegungen dabei ausgeführt.

Hüpfen Frösche hoch?
Hoch hüpfen Frösche!

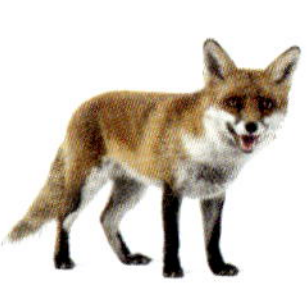

Bewegungen

Frösche → mit den Fingern schnipsen
hüpfen → auf die Oberschenkel patschen
hoch → Arme nach oben strecken

Wenn die Teilnehmenden sich den Satz gemerkt haben, wird die Reihenfolge des Satzes geändert:

Hoch hüpfen Frösche!
Hüpfen Frösche hoch?

Variante für ganz Fitte: Die verschiedenen Sätze werden nacheinander gesprochen und die Schnelligkeit kann gesteigert werden.

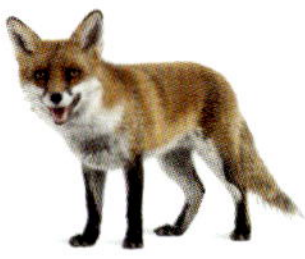

Quiz: Waldtiere

TRAININGSBEREICHE	*Wissen* *Urteilen* *Konzentrieren*
MATERIAL	*keins*
ZEIT	*ca. 4 Minuten*
VORBEREITUNG	*keine*

Durchführung

Lesen Sie die Fragen und die entsprechenden Antwortmöglichkeiten vor. Die Teilnehmenden raten (oder wissen) die Lösung. Falls die Teilnehmenden die Antwort nicht wissen, können Sie zum lustigen Raten auffordern.

1. Was ist der Bast bei einem Hirsch?
   a) das Fell direkt über den Hufen
   b) die dünne Haut auf dem wachsenden Geweih **(Lösung)**
   c) die Wimpern

2. Wie wird der Schwanz beim Hasen auch genannt?
   a) Blume **(Lösung)**
   b) Stern
   c) Blatt

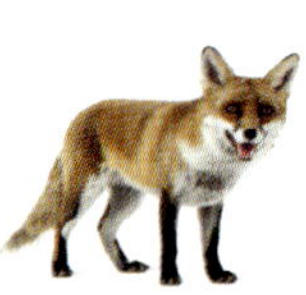

3. Was ist die Brunft?
   a) Zeit der Geburten
   b) Paarungszeit **(Lösung)**
   c) Fütterungszeit

4. Wie nennt man die Eckzähne im Unterkiefer des männlichen Wildschweins?
   a) Keiler
   b) Hauer **(Lösung)**
   c) Schläger

5. Wie nennt man ein weibliches Reh?
   a) Rucke
   b) Rehsau
   c) Ricke **(Lösung)**

6. Welches Tier kann seinen Kopf um fast 270 Grad drehen?
   a) Dachs
   b) Eule **(Lösung)**
   c) Wildkatze

7. Welches Tier hält Winterschlaf?
   a) Reh
   b) Igel **(Lösung)**
   c) Wolf

8. Wie heißt das Männchen beim Reh?
   a) Hirsch
   b) Rehbock **(Lösung)**
   c) Rammler

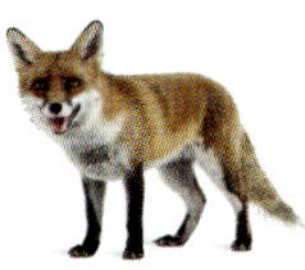

Bezugswort gesucht

TRAININGSBEREICHE	*Assoziieren* *Worte finden* *Wissen*
MATERIAL	*keins*
ZEIT	*ca. 3 Minuten*
VORBEREITUNG	*keine*

Durchführung

Bei dieser Übung müssen die Teilnehmenden versuchen, ein passendes tierisches Bezugswort zu den vorgegebenen Stichwörtern zu finden. Lesen Sie dazu die Stichwörter vor.

- Kuchen, Füllung, Creme, Mandeln
- schlank, Bauch, Korsett, schmal
- Küchengerät, Metall, Hackfleisch, drehen
- Schokoladenkuchen, Schokoladenguss, Mandelstifte, Kaffeetafel
- Feuerwerkskörper, Zündung, laut, klein
- Werkzeug, Hand, Säge, Holz

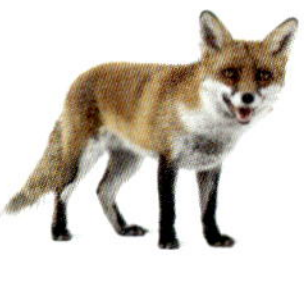

Lösungsbeispiele

- Kuchen, Füllung, Creme, Mandeln → **Bienenstich**
- schlank, Bauch, Korsett, schmal → **Wespentaille**
- Küchengerät, Metall, Hackfleisch, drehen → **Fleischwolf**
- Schokoladenkuchen, Schokoladenguss, Mandelstifte, Kaffeetafel → **Rehrücken**
- Feuerwerkskörper, Zündung, laut, klein → **Knallfrosch**
- Werkzeug, Hand, Säge, Holz → **Fuchsschwanz**

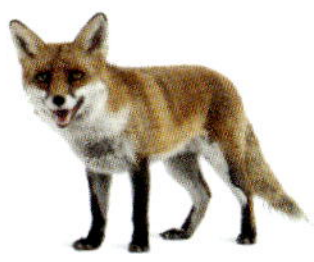

Überschriften finden

TRAININGSBEREICHE	*Mit Fantasie* *Worte finden* *Assoziieren* *In Worte fassen*
MATERIAL	*Bildkarten und Flipchart, Tafel oder Zettel*
ZEIT	*ca. 6 Minuten*
VORBEREITUNG	*Die Bildkarten kopieren und ausschneiden.* *Für den mehrfachen Gebrauch evtl. laminieren.*

Durchführung

Schreiben Sie die unten stehende Überschriften auf Flipchart, Tafel oder Zettel. Anschließend ziehen die Teilnehmenden jeweils ein Bild und entscheiden gemeinsam, welche Überschrift am besten zu dem Bild passt.

Überschriften

Auf Erkundungstour
König im Wachstum
In Händen gehalten
Neues Heim in Arbeit
Bei Mama schmeckt's am besten
Die Welt entdecken

Für fittere Teilnehmende: Schreiben Sie keine Überschriften auf. Die Teilnehmenden ziehen jeweils eine Bildkarte und denken sich selbständig eine passende Überschrift aus.

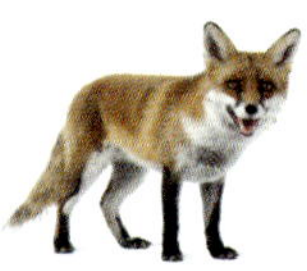

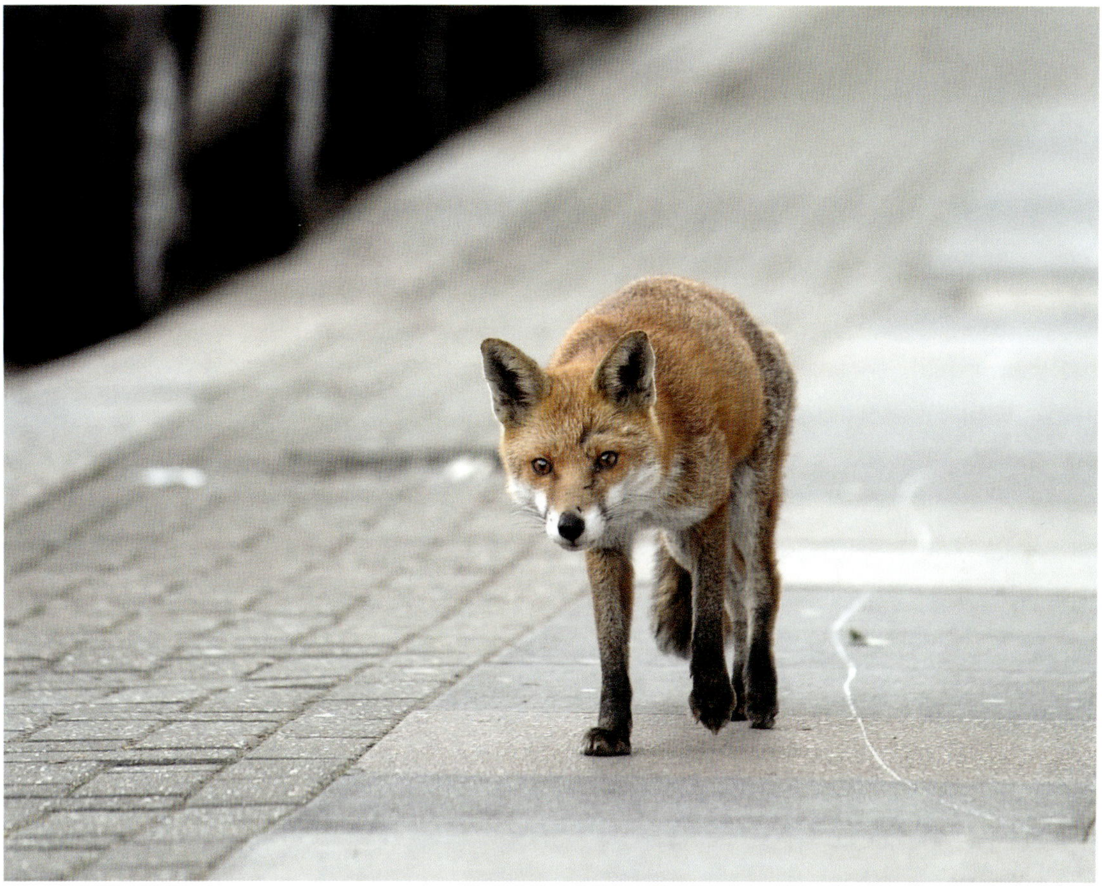

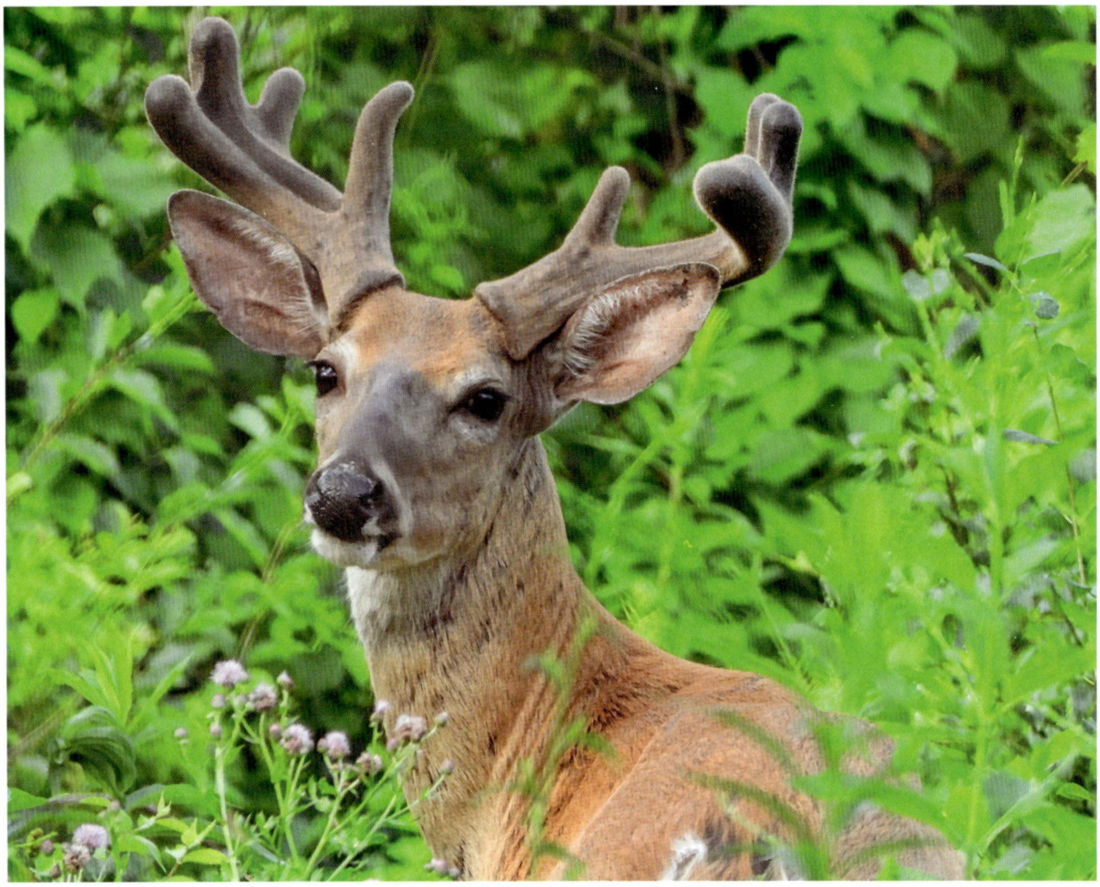

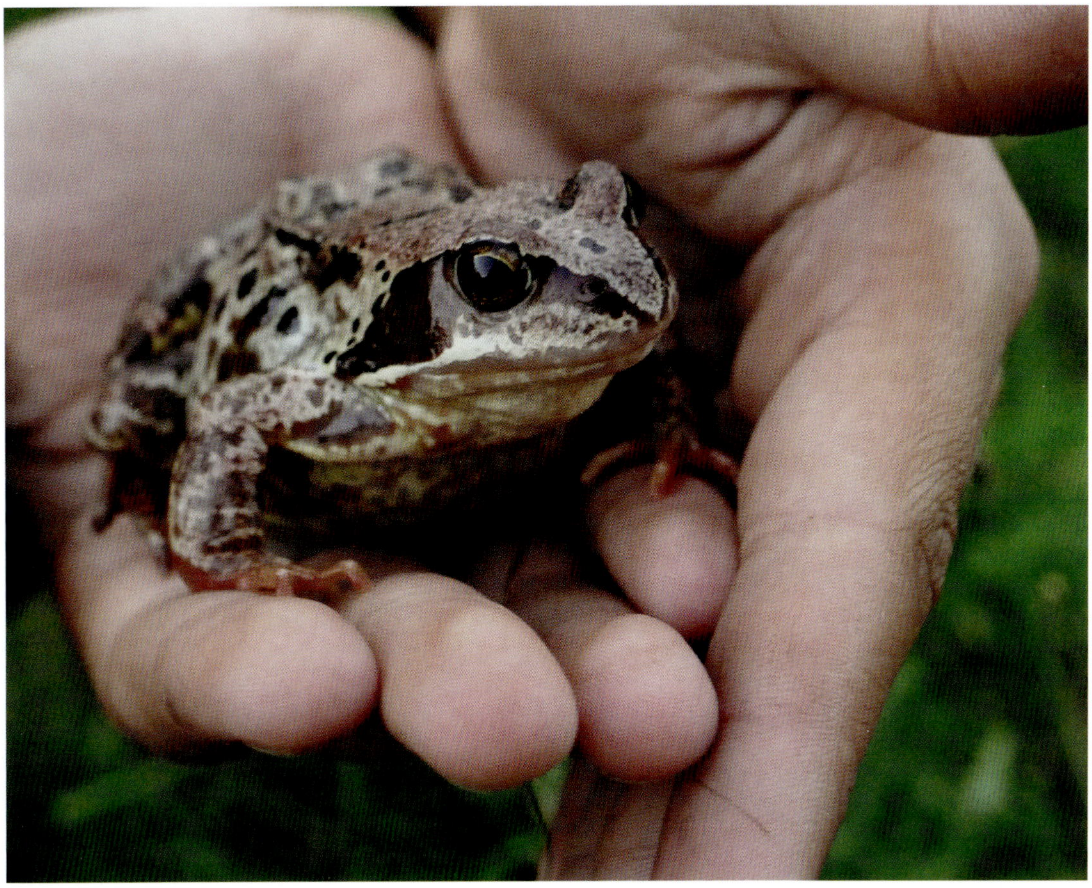

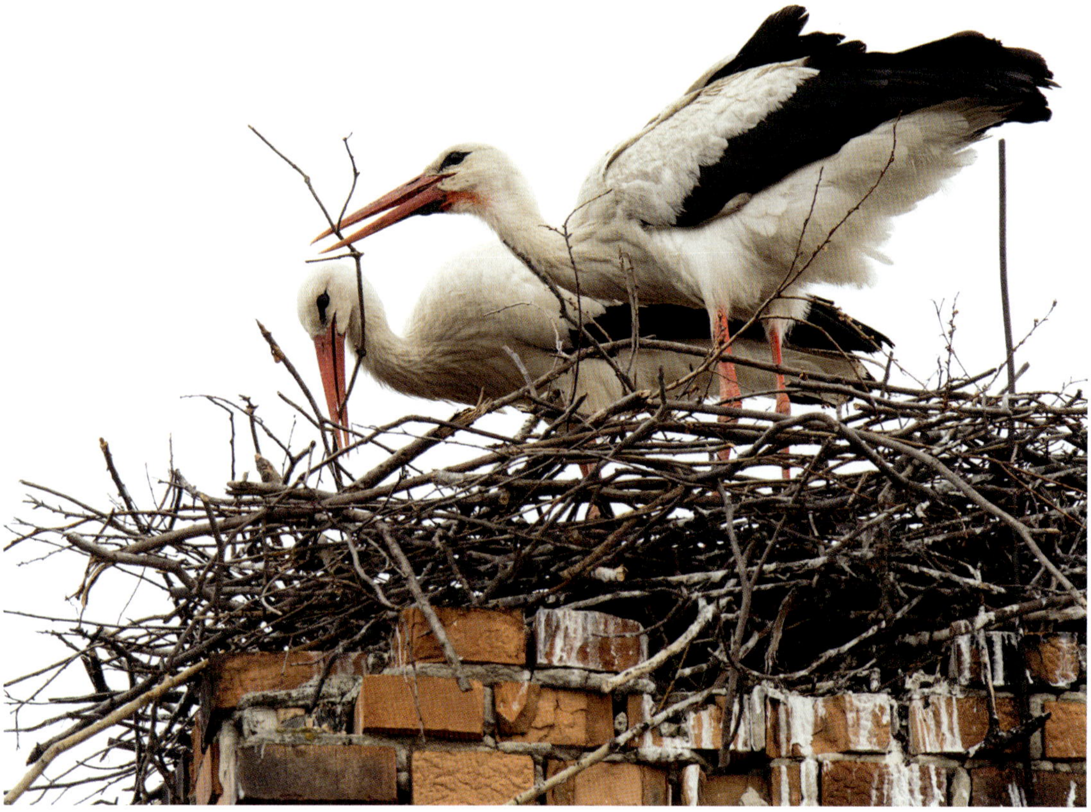

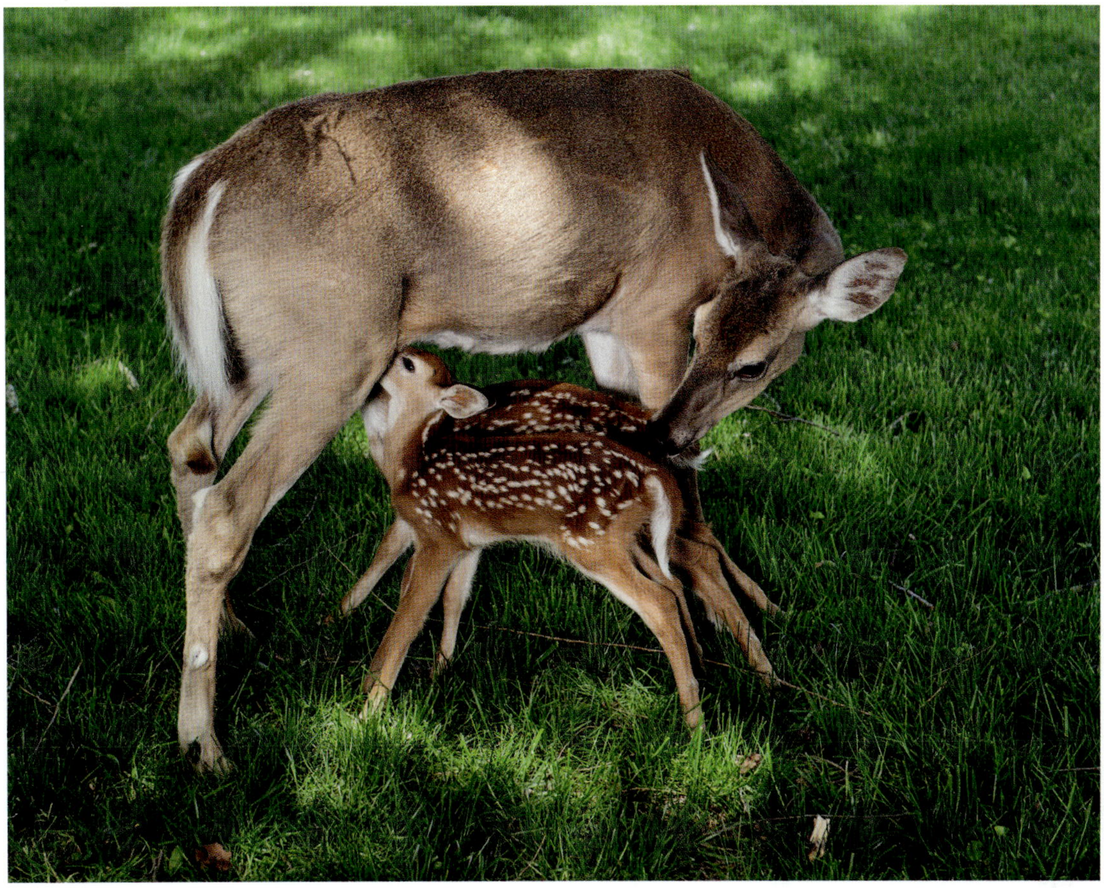

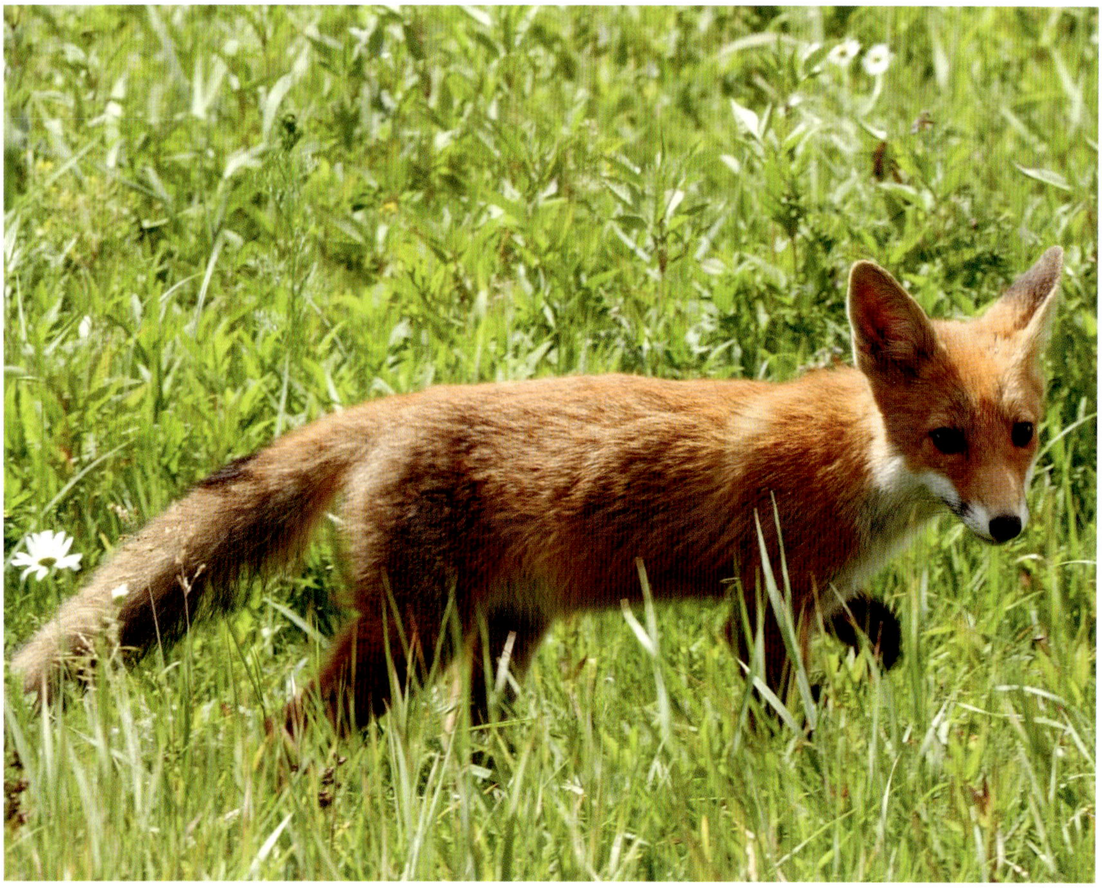

Rückwärtsbuchstabieren

TRAININGSBEREICHE	*Konzentrieren* *Wissen*
MATERIAL	*keins*
ZEIT	*ca. 1 Minute pro Person*
VORBEREITUNG	*keine*

Durchführung

Nennen Sie reihum jedem Teilnehmenden ein Wort. Diese versuchen, das Wort rückwärts zu buchstabieren.

1. Dachsbau
2. Fuchsfamilie
3. Rehkitz
4. Froschauge
5. Wildtier
6. Baumhöhle
7. Naturschutz
8. Tierart
9. Lebensraum
10. Tierspur

Leichte Variante

Die Teilnehmenden versuchen, das Wort vorwärts zu buchstabieren.

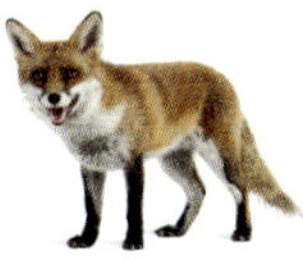

Fantasiereise: Spaziergang im Wald

TRAININGSBEREICH	*Entspannung*
MATERIAL	*keins*
ZEIT	*5 Minuten*
VORBEREITUNG	*keine*

Durchführung

Lesen Sie die Fantasiereise langsam vor.

Fantasiereise: Spaziergang im Wald

Setzen Sie sich entspannt hin. Suchen Sie sich eine bequeme Position für Ihre Arme und Ihre Beine. Wenn Sie möchten, schließen Sie die Augen. Kommen Sie mit, auf eine kleine Reise durch den Wald.

- Pause -

Es ist ein warmer, angenehmer Tag. Ein leichter Wind bläst und erfrischt Sie. Sie gehen in einem kleinen Wald spazieren. Die Blätter der Bäume strahlen in einem satten Grün.

- Pause -

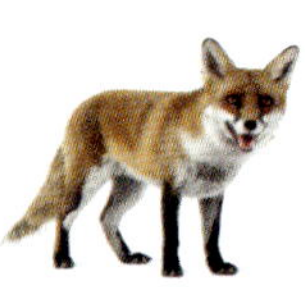

Sie hören das beruhigende Rascheln der Blätter. Sie hören das leise Zirpen der Insekten. In der Ferne ertönt das Quaken eines Froschs.

– Pause –

Nicht weit von Ihnen entfernt steht ein Reh im Unterholz, es bewegt sich nicht. Sie bleiben ebenfalls stehen. Fasziniert beobachten Sie das wundersame Geschöpf.

– Pause –

Langsam gehen Sie auf das Reh zu. Das Reh schaut Sie noch einmal an, hält einen Moment inne, als ob es sich verabschieden möchte, dann springt es mit sicheren Sprüngen in den Wald.

– Pause –

Sie setzen sich auf einen großen Baumstamm, der am Wegesrand liegt. Von dem Baumstamm aus können Sie alles genau beobachten.

– Pause –

Sie fühlen einen tiefen inneren Frieden. Sie lauschen noch einmal dem Rascheln der Blätter. Sie riechen noch einmal den feuchten Boden des Waldes. Sie spüren noch einmal die Geborgenheit, die die Natur Ihnen schenkt.

– Pause –

Sie atmen tief ein und wieder aus. Sie fühlen sich ruhig, ausgeruht und entspannt. Sie öffnen die Augen und gehen mit neuer Kraft in den Tag.

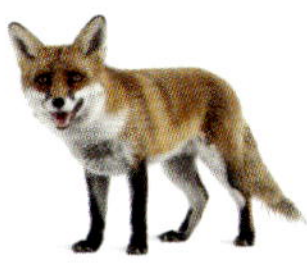

Über die Autorin

Natali Mallek (Dipl.-Sozialpädagogin, Gedächtnistrainerin nach BVGT) ist erfolgreiche Autorin zahlreicher Bücher zur Aktivierung und Beschäftigung von Seniorinnen und Senioren sowie Menschen mit Demenz.
Als Gründerin und Autorin der bekannten Fachseite „Mal-alt-werden.de" vermittelt sie seit vielen Jahren praxiserprobte Ideen für die soziale Betreuung.
Ihre Arbeit ist geprägt von Fachwissen, Empathie und dem Ziel, Freude und Lebensqualität in den Alltag älterer Menschen zu bringen.